Dr. Günter Harnisch

Die Entgiftungsmassage mit Honig

Dr. Günter Harnisch

Die Entgiftungsmassage mit Honig

Altes russisches Heilwissen
neu entdeckt
leicht anzuwenden

Turm Verlag

ISBN 3-7999-0262-7
Copyright © 2000 by Turm Verlag, D-74321 Bietigheim
Satz, Titelbild und Bilder: Verlagsdienst Alexander Sautter. 88364 Wolfegg
Alle Rechte vorbehalten, auch die des auszugsweisen Nachdrucks, der fotomechanischen Wiedergabe und der Einspeicherung in elektronischen Systemen.
Printed in Germany
Druck: Druck- und Verlagsgesellschaft Bietigheim mbH, 74321 Bietigheim.

Inhalt

Vorwort
    Warum müssen es unbedingt Naturheilmethoden sein? ... 11
    Die Honigmassage: ein Volksheilmittel
    ersten Ranges wiederentdeckt 11
    Der Arbeitskreis: gesund leben – ganzheitliche
    Gesundheitsideen auf den Weg bringen 12
    Dank 13
Hinweis 14
Die Russen öffnen sich ungewöhnlichen Forschungsgebieten,
die bei uns als eher unwissenschaftlich gelten 15
Erste persönliche Begegnungen 16
Was bewirkt die Honigmassage? 17
    Wie die Honigmassage wirkt: Zusammenfassung 19
Die typischen Zivilisationskrankheiten unserer Zeit
    sind auf Entgiftungsprobleme zurückzuführen 20
    Streß erschöpft die Lebensenergie vorzeitig 20
    Gesundheit läßt sich erreichen,
    wenn wir unsere Lebensenergie stärken 20
    Vorbeugen statt Reparieren 21
    Gesundheit hängt von unserer Lebensführung ab 22
    Jede Zeit hat die für sie typischen Krankheiten 23
    Heute entstehen völlig neue Krankheitsbilder,
    die man früher nicht kannte 23
    Krankheitsursachen wirken oft in Bündeln zusammen
    und verstärken sich gegenseitig 24
    Irgendwann läuft das Faß über 24
    Wir sind heute einer unüberschaubaren Fülle
    von Giften ausgesetzt 25
    Unsere körpereigene Abwehr hat keine spezielle
    Antwort auf die modernen Gifteinwirkungen 26

Die normalen Wege der Ausscheidung über Darm,
Nieren, Lunge und Haut genügen meist nicht mehr 27

Der Körper speichert Giftstoffe,
die er nicht loswerden kann 27

Die Schulmedizin bekämpft die Symptome 28

Oberstes Ziel ist die Wiederherstellung der
ursprünglichen Entgiftungsfähigkeit des Körpers 28

Woran Sie denken sollten, wenn Sie Ihren Körper
durch Fasten entgiften: ein paar Regeln 31

Bei welchen Krankheiten bewährt sich
die Honigmassage besonders? 32

Wann Sie die Honigmassage nicht anwenden sollten 34

Erstverschlimmerungen sind möglich 35

Worauf Sie bei der Anwendung der
Honigmassage achten sollten 36

    Der eigene Gesundheitszustand der Behandelnden 36

    Im Anschluß an die Honigmassage
    keine Seife oder Kosmetika benutzen 36

    Gurkenscheiben beruhigen die Haut 36

Wie oft Sie die Honigmassage anwenden können 37

Die Dauer der Massage 37

Honigmassage - Wie geht das konkret? 38

    Der Massagetisch 38

        Als Ersatzlösung: Einen Tisch aus Ihrer Wohnung
        zum Massagetisch umfunktionieren 38

    Was Sie sonst noch für die Honigmassage brauchen 39

        Eine Schüssel mit warmem Wasser bereitstellen 39

        Ein Glas Honig 39

        Einen Eßlöffel Honig gleichmäßig auf
        dem Rücken der Behandelten verteilen 39

    Unterschiedliche Massagetechniken 44

Die Pumptechnik 44
Die Fingerabrolltechnik 45
Zum Abschluß des Massagedurchgangs
den Rücken abwaschen 45
Ein zweiter oder dritter Massagedurchgang
kann sich anschließen 46
Die eigenen Kräfte nicht überfordern 46
Die Anleitung zur Honigmassage – knapp zusammengefaßt 47
Was wirkt an der Honigmassage ? 49
Die Rolle des Bienenhonigs bei der Honigmassage 49
Die Heilwirkungen des Bienenhonigs 50
Honig ist weit mehr als nur
ein hervorragendes Nahrungsmittel 50
Welche Bestandteile sind es, die dem Honig
so starke Heilkräfte geben? 51
Die Grundwirkstoffe im Bienenhonig 51
Honig enthält wichtige
Mineralstoffe und Spurenelemente 51
Vitamine im Honig 51
Der Honig als Ganzes bewirkt mehr als
die Summe seiner einzelnen Bestandteile 51
Die heilende Wirkung des Honigs ist in Rußland weit
besser erforscht als bei uns im Westen 52
Bei welchen Krankheiten ist
die Anwendung von Honig sinnvoll? 52
Krankheiten, bei denen sich Honig als
Heilmittel besonders bewährt hat 52
Honig – innerlich und äußerlich angewandt 54
Den Honig nicht zu lange lagern 54
Honig pur oder in Speisen und Getränken? 54
Honig bei der Wundbehandlung 54
Honig in die Haut einmassieren 54

Massage: Zuwendung auf Körperebene
und doch weit mehr 55
In unseren Händen haben wir eines der besten
Instrumentarien von der Natur mitbekommen 56
Die sanfte Berührung der Massage ist Kommunikation .. 56
Schon Neugeborene gedeihen besser mit Körperkontakt . 56
Heute besinnt man sich auf
einfache Dinge wie das Handauflegen neu 57
Die Honigmassage ist eine
Ganzheitsbehandlung von Körper, Geist und Psyche ... 57
Massage ist eine Form der Zuwendung 58
Entgiftung durch Honigmassage 58
Ein paar Grundregeln, wenn Sie
eine Honigmassage durchführen wollen 58

Der Rücken: Ort, an dem sich
Gefühle und Konflikte austoben 60
Trotz geringerer körperlicher Belastung nimmt
die Zahl der Rückenleiden bei uns dramatisch zu 60
Moderne Körpertherapien lösen Muskelverspannungen
im Rücken auf – und damit die in ihnen
verborgenen seelischen Konflikte 61
Ein Beispiel aus der Praxis
der körpertherapeutischen Arbeit 61
Bei der Honigmassage können sich
seelische Verspannungen lösen 62

Die Honigmassage wirkt über die Reflexzonen
des Rückens heilend auf die einzelnen Organe 63
Störungen innerer Organe hängen oft mit
Verspannungen im Rückenbereich zusammen 63
Die Headschen Zonen 64
Störfelder im Bereich des Rückens lassen sich
mit Hilfe der Honigmassage ausschalten 64

Die Honigmassage und andere
   Naturheilmethoden im Vergleich 68

Wie die Behandelten die Honigmassage empfinden 69

   Äußerungen von Behandelten, wie sie die
   Honigmassage erlebt und empfunden haben 69

   Erstaunen über die Menge
   der entstandenen Abfallprodukte 70

Heilungsberichte 70

   Heilungsbeispiel: Folgen einer Amalgamvergiftung 70

   Heilungsbeispiel:
   Kräfteverfall, Depressionen, Schlafstörungen 71

   Heilungsbeispiel:
   monatelange Wundeiterungen nach Kaiserschnitt 73

   Heilungsbeispiel: Kopfschmerzen,
   Muskelverspannungen im Nacken- und Schulterbereich .. 74

   Heilungsbeispiel:
   Chronisches Erschöpfungssyndrom (CFS) 75

   Heilungsbeispiel:
   rheumatische Beschwerden in den Kniegelenken 77

   Heilungsbeispiel:
   Arthrose im Bereich der Lendenwirbelsäule 78

Stichwortverzeichnis 80

Anschriften; Informationen 87

Vorwort

Warum müssen es unbedingt Naturheilmethoden sein?

Immer mehr Menschen suchen heute nach natürlichen Heilmethoden. Sie sind mit den Ergebnissen der Pharmazie und der Schulmedizin unzufrieden. Denn sie spüren immer stärker, daß dieser Weg in eine Sackgasse führt, aus der wir nur schwer wieder herauskommen.

Nach Schätzungen von Experten entsteht heute jede zweite bis jede fünfte Krankheit erst aufgrund schädlicher Nebenwirkungen durch Medikamentengifte: Grund genug, sich wieder auf die Heilkräfte aus der Natur zu besinnen. Unsere Ahnen wußten weit mehr als wir heute, wie sich diese gewaltigen Kräfte nutzen lassen. Doch ihr Wissen droht verlorenzugehen, wenn wir es nicht buchstäblich in letzter Minute vor der Vergessenheit bewahren.

Die Honigmassage: ein Volksheilmittel ersten Ranges wiederentdeckt

Informationen über die Honigmassage, dieses alte Volksheilmittel, findet man heute allenfalls in ein paar russischen Medizinhandbüchern in Fachbibliotheken. Dem Diplomingenieur und Heiler aus der Ukraine, Oleg Lohnes, ist es zu verdanken, daß sie aus ihrem Schattendasein zwischen verstaubten Buchdeckeln befreit und vor der Vergessenheit bewahrt sind. Oleg Lohnes hat das Wissen aus der ukrainischen Volksmedizin aufgegriffen, weiterentwickelt und zu uns in den Westen gebracht.

Uns steht damit ein Volksheilmittel ersten Ranges zur Verfügung, das äußerst wirksam gegen vielerlei Krankheiten hilft, sich aber ebenso zur Revitalisierung und zum Beheben von Schwächezuständen aufgrund von Streß, chronischen Krankheiten, Altersverschleiß, ungesunder Lebensführung oder schädlichen Umwelteinflüssen eignet.

Der Arbeitskreis: gesund leben – ganzheitliche Gesundheitsideen auf den Weg bringen

In unserem Arbeitskreis: gesund leben haben wir uns intensiv mit der Honigmassage und ihrer heilenden Wirkung auseinandergesetzt und sie erprobt. Die Ergebnisse sind so überzeugend, daß wir sie mit diesem kleinen Buch an einen größeren Kreis Interessierter weitergeben möchten.

Diese Schrift wendet sich an alle, die sich für Naturheilmethoden aller Art öffnen, an Experten aus den Heilberufen ebenso wie an Laien, an einzelne ebenso wie an Selbsthilfegruppen. Sie alle erhalten hier die Chance, ein uraltes neues Naturheilverfahren kennen und nutzen zu lernen, das ganzheitlich wirkt und gerade deshalb offenbar so wirkungsvoll ist. Die Honigmassage läßt sich leicht erlernen. Und ähnlich problemlos läßt sie sich in der Praxis anwenden.

Der Arbeitskreis: gesund leben hat sich zum Ziel gesetzt, alte und neue Naturheilmethoden herauszufinden, zu erforschen, zu erproben und sie weiterzugeben, wo sie einen Schritt hin zu einer natürlicheren Ganzheitsmedizin ermöglichen. Die meisten unserer Mitglieder gehören Heilberufen an. Ihre Arbeit leisten sie ehrenamtlich und ohne staatliche Unterstützung.

Aus der Arbeit dieses Kreises ist inzwischen eine ganze Reihe erfolgreicher Bücher über Themen gesunder Lebensführung entstanden: angefangen beim Teepilz Kombucha über Schüßler-Salze, Orgonenergie, chinesische Heiltechniken, Urintherapie, die heilende Kraft der Ginsengwurzel bis hin zu der ebenfalls aus der russischen Volksmedizin stammenden Ölziehkur.

Dank

Die Reihe dieser Schriften soll nun mit diesem Buch über Honigmassage fortgeführt werden. Mein Dank gilt dem Verleger Friedrich Zluhan für seine Offenheit gegenüber allen Themen alternativer Ganzheitsmedizin. Sein Engagement im Turm-Verlag ist besonders anzuerkennen in einer Zeit, in der staatliche Gesundheitsreformen die überlieferte Volksmedizin ebenso wie die Naturheilverfahren an die Wand zu drücken drohen.

Herzlich danken möchte ich aber auch: Oleg Lohnes, Gerda Eyrich-Dürr und den Mitgliedern meines Arbeitskreises: gesund leben. Ohne die Initiative Oleg Lohnes' wäre die Honigmassage nicht in ihrer von ihm weiterentwickelten Form zu uns in den Westen gelangt. Gerda Eyrich-Dürr hat mich als Leiterin ihrer Tagung über Lebensenergie mit ihrer Aufforderung: „Das mußt du dir unbedingt mal anschauen!" auf die Spur der Honigmassage gebracht. Und ohne die Mitglieder des Arbeitskreis: gesund leben mit den Ergebnissen ihrer praktischen Erprobung wäre es mir nicht möglich gewesen, dieses Buch zu schreiben.

Die in diesem Buch beschriebene Honigmassage ermöglicht es den Leserinnen und Lesern, einen weiteren Schritt hin zur Selbstverantwortlichkeit für den eigenen Körper und seine Gesundheit zu gehen und anderen bei diesem Schritt zu helfen. Dieser Weg lohnt sich allemal.

Warendorf, im Februar 2000
Dr. Günter Harnisch

Hinweis

Wenn bei Ihnen eine ernsthafte Erkrankung besteht, will und kann der Umgang mit diesem Buch nicht die Diagnose und gezielte Heilbehandlung durch einen berufenen Experten ersetzen.

Die Russen öffnen sich ungewöhnlichen Forschungsgebieten, die bei uns als eher unwissenschaftlich gelten

Auf dem Gebiet alternativer Heilmethoden sind die Russen allemal für Überraschungen gut. Im Gegensatz zu den Ländern des Westens setzen sie nicht einseitig auf die Weiterentwicklung der Technik und der Chemie. Sie sahen Chancen in der Parapsychologie ebenso wie in der Wirkung von Pflanzen. Schon zu Zeiten des Kalten Krieges starteten sie beispielsweise Versuchsreihen zum Entschlüsseln von Gedankenbotschaften. Ebenso erforschten sie in mehreren Untersuchungen die Möglichkeiten, wie sich mit Ginseng die Kampffähigkeit und Leistungsbereitschaft ihrer Soldaten erhöhen läßt.

Manch wertvolle Forschungsergebnisse über die Lebensenergie verdanken wir russischen Wissenschaftlern. Dem Ehepaar Semjon und Valentina Kirlian gelang es schon in den vierziger Jahren des 20. Jahrhunderts, die Ausstrahlung dieser Energie fotografisch sichtbar zu machen: eine Methode, die inzwischen zum diagnostischen Standard in vielen westlichen Naturheilpraxen gehört.

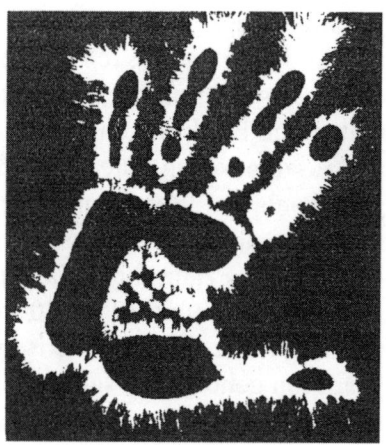

Kirlianaufnahme einer Hand. Die stärkste Abstrahlung von Lebensenergie, wie immer sie beschaffen sein mag, findet sich an den Fingerkuppen.

Im Bereich des Handtellers sind kleine Energiewirbel (Chakren) deutlich erkennbar.

Auch der Teepilz Kombucha mit seiner immer wieder neu überraschenden Heilkraft gelangte über die Weiten Rußlands zu uns in den Westen. Und gerade tritt die Ölziehkur mit ihrer entgiftenden Wirkung ihren Weg aus der russischen Volksmedizin quer durch die Naturheil-Landschaft in unserem Land an.

Die Reihe solcher Beispiele ließe sich lange fortsetzen. Sie alle bieten wertvolle Hilfen zur Selbsthilfe. Und die von der Schulmedizin und den Pharma-Produkten Enttäuschten – Kranke ebenso wie die Heiler – greifen diese Chancen auf und nutzen auf diese Weise altes, unschätzbar wertvolles Wissen aus der Volksmedizin, das man bei uns lange Zeit in die Ecke von Aberglauben und Hexenwahn verbannt hatte. Chemie und Technik schienen eben mehr Erfolg zu versprechen. Teilweise lösten sie die an sie gestellten hohen Erwartungen ja auch ein: Die moderne Unfallchirurgie und die Technologie der Herzschrittmacher zum Beispiel sind aus dem modernen Gesundheitssystem nicht mehr hinwegzudenken. Doch andere Gebiete der Schulmedizin, der Umgang mit Antibiotika zum Beispiel, erinnern eher an den Zauberlehrling: Die Geister, die er rief, wurde er am Ende nicht mehr los.

Erste persönliche Begegnungen

Wichtige Begegnungen in unserem Leben treffen uns oft unerwartet. Sie fallen uns zu. Ich war eigentlich zur Tagung nach Neuendettelsau gefahren, um selbst einen Vortrag über Orte der Kraft zu halten und Erfahrungen über Fragen der Lebensenergie mit anderen auszutauschen. Die Anreise mit dem Auto war schneller gegangen als erwartet. So nahm mich Gerda Eyrich-Dürr mit in einen Kurs über Honigmassage, geleitet von Oleg Lohnes, einem Russen mit Erfahrung in der traditionellen Volksmedizin seines Landes. Oleg, etwa 30 bis 40 Jahre alt, stammt aus einer ukrainischen Familie, in der heilerische und seherische Fähigkeiten zur Tradition gehören. Er selbst ist als Diplom-Ingenieur für Maschinenbau ausgebildet, aber auch in Psychologie, alternativer Medizin und Parapsychologie. Er hat eine Offziersausbildung durchlaufen und leitete Anfang der 90er Jahre das Institut für Volksmedizin in Kiew. In Deutschland gründete er später ein eigenes Institut, in dem es ihm um alternative Medizin ebenso wie um entspanntes Lernen, psychoenergetische Entwicklung des Gedächtnisses und ähnliche Fragen geht: alles Bereiche mit ihren Wurzeln aus bewährter Tradition in Rußland.

Was bewirkt die Honigmassage?

Mit den bei uns bekannten und üblichen Massageformen hat die Honigmassage äußerlich durchaus Ähnlichkeit. Wer die bekannten Massagetechniken bisher ausgeübt hat, muß allerdings ein wenig umlernen. Insgesamt gesehen ist die Methode des Massierens mit Bienenhonig aber für Laien wie für professionelle Heiler problemlos durchführbar und leicht zu erlernen.

Bei uns im Westen wendet man Massage eher an, um die Lymphe zum Fließen zu bringen oder Muskelverspannungen zu lösen. Der Psychoanalytiker Wilhelm Reich fand Zusammenhänge zwischen psychischen Konflikten, die sich in bestimmten Körperpartien „einlagern" und sich durch gezielte Massage-Anwendung auflösen lassen, eine Methode, die Alexander Lowen in Amerika und Ida Rolf mit ihrer Rolfing-Methode abwandelten und mit großem Erfolg praktizierten.

Ganz anders funktioniert die Honigmassage, die Oleg Lohnes aus der russischen Volksmedizin entwickelte. Bei ihr wirkt die Massagetechnik der Hände in Verbindung mit dem auf die Haut des Rückens aufgetragenen Honig eher saugend, pumpend. So befördert sie alte Schlackenstoffe und Gifte aus dem Körpergewebe heraus. Diese Schadstoffe sind auf der Haut klar erkennbar.

Sie lagern sich dort während des Massierens ab und sehen aus wie Kaugummi – je nach Art der Schlackenstoffe in heller oder dunkler Färbung. Man braucht sie anschließend nur mit einem Waschlappen abzureiben.

Die Honigmassage belebt den ganzen Organismus stark. Sie eignet sich daher bei allen möglichen Krankheitszuständen: bei Erschöpfung und Schwäche infolge von Streß, Alter oder Erkrankungen, bei Verspannungen, nervösen Störungen und Unruhezuständen. Sie beseitigt Schlackenstoffe, die der Körper in seinem Gewebe eingelagert hat. So bilden sich bezeichnenderweise besonders viele dieser kaugummizähen Ausscheidungen an den Problemzonen des Rückens. Ich konnte dieses Phänomen immer wieder beobachten und fand es durch Nachfragen an die Behandelten bestätigt. Oft gelang es, dies den Behandelten, ohne sie näher zu kennen, auf den Kopf zuzusagen, wo ihre Problembereiche liegen und welche chronischen Krankheiten zu ihrer Lebensgeschichte gehören.

Bei Menschen, die unter Bandscheibenvorfall litten, zeigten sich zum Beispiel besonders viele Ausscheidungen an der Wirbelsäule in dem erkrankten Bereich. Andere Kursteilnehmer, bei denen die Nieren zu den Problemzonen gehörten, schieden in der Nierengegend auffallend viel Schlackenstoffe aus. Ich selbst hatte als Kind eine schwere Rippenfell- und Lungenentzündung, Schnee von gestern, längst vergessen. Doch bei der ersten Honigmassage trat reichlich von dieser kaugummiartigen Masse im Bereich beider Lungenflügel und des Rippenfells aus. Teilnehmerinnen mit wiederholt im Laufe ihres Lebens auftretenden Frauenleiden förderten besonders viele Schlackenstoffe im Bereich der unteren Wirbelsäule zu Tage.

Die Honigmassage wirkt bis tief in das Gewebe hinein. Sie eignet sich auch zur Anwendung bei Gelenkerkrankungen wie Rheuma oder Arthrose. Unser Körper lagert ja alle die Umwelt-, Nahrungs- und Medikamentengifte, die er im Laufe der Jahre aufnehmen muß, nicht nur im weichen Gewebe, sondern auch in den Knochen ein, wenn er sie auf andere Weise über seine eigentlichen Ausscheidungsorgane, vor allem die Nieren, den Darm, die Lunge und die Haut, nicht mehr loswerden kann.

Wie die Honigmassage wirkt: Zusammenfassung

- Bei der Honigmassage wirkt die Kraft des Bienenhonigs direkt über die Haut heilend auf den Organismus.
- Durch die pumpenden Bewegungen der Hände werden bei der Honigmassage alte Schlackenstoffe und Gifte bis tief aus dem Körpergewebe herausgesogen.
- Über die wichtigen Reflexzonen des Rückens regt die Honigmassage die Tätigkeit der zu ihnen gehörenden Körperorgane an. Bei Erkrankungen dieser Organe kann sie auf diese Weise Heilung bewirken.
- Die Honigmassage belebt den ganzen Organismus stark. Sie eignet sich daher in erster Linie bei Erschöpfung und Schwäche infolge von Streß, Alter oder Erkrankungen, bei Verspannungen, nervösen Störungen und Unruhezuständen.
- Durch ihre entgiftende Wirkung befreit die Honigmassage den ganzen Organismus von Schlackenstoffen, die er im Laufe der Jahre aus der Umwelt, der Nahrung und aus Medikamentenschadstoffen eingelagert hat.
- Die Honigmassage stellt die natürliche Entgiftungsfähigkeit des Körpers wieder her. Sie eignet sich daher besonders bei der großen Vielzahl typischer Zivilisationserkrankungen, die auf Einlagerung von Giften und Schadstoffen zurückzuführen sind. Hierher gehören zum Beispiel: Krebs, Herz-Kreislauf-Probleme, Allergien, rheumatische Erkrankungen der Muskeln und Gelenke, Magen- und Darmstörungen, Pilzerkrankungen an Darm, Haut oder Organen, chronischer Schnupfen, Nebenhöhlenerkrankungen, chronische Müdigkeitserscheinungen, Kopfschmerzen, Nervenstörungen aller Art, Einschlaf- und Durchschlafprobleme, Ausfluß und Regelstörungen bei Frauen, Depressionen.

Die typischen Zivilisationskrankheiten unserer Zeit sind auf Entgiftungsprobleme zurückzuführen

Streß erschöpft die Lebensenergie vorzeitig

Das Leben in unserer westlichen Kultur ist für die meisten Menschen von Hektik und Streß geprägt. Schon vor Jahrzehnten hat der britische Professor Hans Selye zu diesem Thema eine interessante Untersuchung durchgeführt. Er fand heraus, daß Streß die Lebensenergie vorzeitig erschöpft.

Streß, zum Beispiel durch Wärmeverlust, durch Unruhe jeder Art oder durch zu dichtes Zusammenleben auf engem Raum, versetzt den Organismus in einen fortgesetzten Alarmzustand. Der Körper schüttet zunächst einmal mehr Streßhormone aus, um den Streßzustand auszugleichen. Dauert dieser Streßzustand aber über einen längeren Zeitraum an, so ist er dieser Belastung irgendwann nicht mehr gewachsen. Er reagiert mit Erschöpfung. Die Abwehrkräfte im Organismus lassen nach. Chronische Krankheiten treten auf. Sie verkürzen die Lebensdauer stark.

Gesundheit läßt sich erreichen, wenn wir unsere Lebensenergie stärken

Längst nicht alle Menschen empfinden Streß in gleicher Weise. Was für den einen noch anregend ist, empfindet ein anderer schon als bedrohliche Belastung. Das Problem ist: Wir können nur in sehr geringem Umfang darauf Einfluß nehmen, daß unsere Gesellschaft immer stärker von Hektik und Streß bestimmt ist. Wohl aber ist es uns möglich, unsere Einstellung zu verändern. Wir sind unserem Fühlen und Denken nicht hilflos ausgesetzt. Je mehr Freude wir in unser Leben hineinlassen, um so besser kann sich unsere Lebensenergie entfalten. Freude teilt sich unserem ganzen

Organismus mit, bis in die letzte Körperzelle hinein. Wenn wir uns freuen, werden wir nicht so leicht krank. Das ist durch mehrere wissenschaftliche Untersuchungen überzeugend nachgewiesen.

Krankheit hat in unserem Leben nur dann eine Chance, wenn unsere Lebensenergie erschöpft ist. Oder umgekehrt ausgedrückt: Je stärker unsere Lebensenergie ist, um so mehr Abwehrkraft gegen Krankheiten aller Art steht uns zur Verfügung. Krankheiten lassen sich am einfachsten und wirksamsten bekämpfen, indem wir unsere Lebensenergie stärken.

Vorbeugen statt Reparieren

Bei uns im Westen konzentrieren die Ärzte ihre Arbeit in erster Linie auf das Reparieren von bereits eingetretenen Schäden am Körper ihrer Patientinnen und Patienten. Sie haben darin einen hohen Kenntnisstand entwickelt, den niemand mehr missen möchte.

Die Ärzte in China sahen dagegen seit jeher ihre Aufgabe eher im Bereich der Gesundheitsvorsorge. Seit Jahrtausenden wußten sie, daß es besser ist, dem Entstehen von Krankheiten vorzubeugen, als erst einzugreifen, wenn bereits Schäden an der Gesundheit eingetreten sind. Denn sie lassen sich dann so leicht nicht mehr beseitigen.

Nach der alten chinesischen Vorstellung hängt Gesundheit längst nicht nur von den Umwelteinflüssen ab, denen wir ausgesetzt sind. Und über ein langes Leben entscheidet nicht nur das Erbgut oder das Schicksal, sondern in erster Linie die eigene Lebensführung. Damit ist die Ernährung gemeint, aber auch ein harmonischer Wechsel zwischen Ruhe und Bewegung. Vor allem aber geht es um die Gedanken und Gefühle, die über unser Leben bestimmen und zugleich über unseren Gesundheitszustand entscheiden.

Gesundheit hängt von unserer Lebensführung ab

- Übermäßiger, über lange Zeit anhaltender Streß erschöpft unsere Lebensenergie vorzeitig.

- Krankheiten treten verstärkt in unser Leben, wenn unsere Lebensenergie erschöpft ist.

- Je stärker unsere Lebensenergie ist, um so mehr Abwehrkräfte gegen Krankheiten aller Art stehen uns zur Verfügung.

- Krankheiten lassen sich am besten bekämpfen, indem wir unsere Lebensenergie stärken.

- Gesundheit hängt vor allem von unserer eigenen Lebensführung ab.

- Ernährung, harmonischer Wechsel zwischen Ruhe und Bewegung und unsere Gedanken und Gefühle entscheiden über unseren Gesundheitszustand.

- Je mehr Freude wir in unser Leben hineinlassen, um so geringer sind die Chancen, daß sich Krankheiten jeder Art in uns ausbreiten können.

Jede Zeit hat die für sie typischen Krankheiten

Jede Zeit und jede Zivilisation bringt ihre für sie typischen Krankheiten hervor. In früheren Jahrhunderten waren es die Seuchen, die den Menschen übel zusetzten. Dann folgten die Tuberkulose und die Kinderlähmung. Unsere Krankheiten heute sind anders beschaffen. Wir leiden eher unter unseren selbstgeschaffenen Lebensbedingungen mit all den Folgen, die die Entfremdung von der Natur nach sich zieht.

Heute entstehen völlig neue Krankheitsbilder, die man früher nicht kannte

Teilweise entstehen völlig neue Krankheitsbilder, die man früher nicht kannte. Hierher gehören etwa die Autoimmunerkrankungen, bei denen sich die körpereigene Abwehr gegen den eigenen Organismus wendet und ihn zu vernichten droht. Neu ist auch das sogenannte Chronische Müdigkeitssyndrom (CFS), dessen Ursachen noch ziemlich ungeklärt sind, oder die Winterdepression (SAD) und die vielfältigen Pilzerkrankungen. Von ihnen hörte man früher nur selten. Heute gibt es, wie neuere Untersuchungen zeigen, kaum noch einen Menschen, dessen Darmflora noch gesund ist. Meist überwiegen Pilze. Und sie befallen nicht nur den Darm oder den Genitalbereich bei Frauen, sondern selbst die inneren Organe wie Leber und Milz.

Krankheitsursachen wirken oft in Bündeln zusammen und verstärken sich gegenseitig

Im Grunde läßt sich nur ein ganzes Bündel von Ursachen nennen, um das Entstehen der typischen modernen Zivilisationserkrankungen zu erklären:

- **chronische Vergiftungserscheinungen, bedingt durch unsere Lebensumgebung und Nahrung,**
- **Bewegungsmangel,**
- **Hektik, Streß,**
- **dauerhafte Reizüberflutung.**

Diese vielfältigen Ursachen wirken zusammen. Sie verstärken sich gegenseitig und potenzieren sich in ihrer Wirkung. Beim Entstehen der modernen Krankheiten wirken meist ganze Ursachenbündel zusammen. Eine einzelne Krankheitsursache läßt sich kaum je ermitteln. Diese Ursachenbündel wirken wie ein verbundenes System, dessen Einzelfaktoren sich auf unvorhersehbare Weise gegenseitig beeinflussen und in ihrer Wirkung hochschaukeln.

Irgendwann läuft das Faß über

Bezeichnend ist: Einzelne dieser schädlichen Wirkungsfaktoren erträgt unser Organismus oft jahrelang, ohne nennenswerte Ausfälle zu zeigen. Doch dann bringt plötzlich die Reaktion auf irgendeinen für sich gesehen verhältnismäßig harmlosen Schadfaktor das Faß zum Überlaufen. Dramatische Krankheitsreaktionen treten wie aus heiterem Himmel auf. Oft bricht scheinbar ohne jede Vorwarnung das ganze Immunsystem zusammen. Es kommt zu den typischen Krankheitsbildern unserer Zeit: Krebs, Herz-Kreislauf-Probleme, Allergien gegen alle möglichen im Grunde harmlosen Stoffe, rheumatische Erkrankungen der Muskeln und Gelenke, Magen- und Darmstörungen, Pilzerkrankungen an Darm, Haut und Organen, chronischer Schnupfen und Nebenhöhlenerkrankungen, schwer definierbare chronische Müdigkeitserscheinungen schon bei Jugendlichen, Kopfschmerzen, Nervenstörungen aller Art, Einschlaf- und Durchschlafprobleme, Ausfluß und Regelstörungen bei Frauen, Depressionen.

> **Wie das Leben in der modernen Zivilisationsgesellschaft unsere Gesundheit verändert:**
>
> Ein Beispiel
>
> In 1500 analysierten Stuhlkulturen fand man bei 97,5 Prozent der Patienten Überwucherungen mit Pilzen, Fremdbakterien und anderen Krankheitserregern.
>
> *Karl-Heinz Braun von Gladiss: Ganzheitliche Medizin in der ärztlichen Praxis, Naturheilkunde, Umweltmedizin, Energiemedizin, kritisches Denken. Verlag Bruno Martin, Südergellersen 1991, Seite 149*

Wir sind heute einer unüberschaubaren Fülle von Giften ausgesetzt

Wir sind heute einer unüberschaubaren Fülle von Giften ausgesetzt, von denen bis jetzt niemand genau sagen kann, wie sie sich in ihrer Wirkung gegenseitig beeinflussen. Das beginnt mit dem vor allem für die Nerven hochgiftigen Methylquecksilber aus Amalgamfüllungen mit dem gleichzeitig wirkenden Zinn aus dem Amalgamabrieb. Jeder einzelne Mensch ist heute bereits mit Dioxin vergiftet.[1]

---
[1] O. Wassermann/C. Alsen-Hinrichs/U.E. Simonis: Die schleichende Vergiftung, Die Grenzen der Belastbarkeit sind erreicht. Die Notwendigkeit einer unabhängigen Umwelttoxikologie, Frankfurt am Main 1990

Zusätzliche Belastungen stellen krebserregendes Benzol aus bleifreiem Benzin, Cadmium aus kunstdüngergezogenen Vollkornprodukten und Gemüse dar. Hinzu kommt das Passivrauchen. Diese Faktoren machen bereits die Hälfte der täglich von der Weltgesundheitsorganisation (WHO) zugelassenen Cadmium-Höchstmenge aus.

Aber dann sind da noch die Wirkungen von Formaldehyd aus den Schlafzimmermöbeln, das hochgiftige Kerosin, das in den überlasteten Flugschneisen auf uns niederrieselt, wenn wir in deren Nähe wohnen. Hinzu kommen die Weichmacher, die nach vierjähriger Liegezeit aus gummierten Teppichfußböden herausbröseln, der Hausstaub, der von PCB (polychlorierten Biphenylen) gesättigt ist.

Außerdem unterliegt jeder Mensch elektromagnetischen Belastungen, dem heute üblichen Elektrosmog. Und sein Organismus muß täglich rund 50 amtlich genehmigte Lebensmittelzusatzstoffe verkraften, die den Appetit anregen, die Nahrung verschönern und haltbar machen sollen.

Kopfhaut, Augen, Nase und Haut unterziehen viele Menschen dann noch einer chemischen Dauerberieselung aus Haarfärbemitteln und Haarsprays. Die Haut wird großflächig und den ganzen Tag über den Einwirkungen von Tri- und Perchloräthylen, Pentachlorphenol und Polyester ausgesetzt. Das sind die Rückstände aus chemischen Reinigungen und Textilfaserbehandlungen.

Solche Beispiele aus der ganzen Bandbreite der alltäglichen Belastungen ließen sich beliebig weiter aufzählen. Irgendwann gibt der Organismus seine Gegenwehr auf. Er erkrankt.

Unsere körpereigene Abwehr hat keine spezielle Antwort auf die modernen Gifteinwirkungen

Auf diese Art von Belastungen hat unser Körper keine spezielle Abwehrantwort. Im Laufe seiner langen Entwicklungsgeschichte konnte er eine solche Reaktion auch nicht erlernen. Denn niemals zuvor war er vergleichbaren Belastungen ausgesetzt. Deshalb reagiert er nur mit unbestimmten Symptomen, die in keines der bisher bekannten Abwehr- Reaktionsmuster hineinpassen. Und deshalb ist es auch so schwer, geeignete Heilmittel für die typischen modernen Krankheiten unserer Zeit zu finden.

Die normalen Wege der Ausscheidung über Darm, Nieren, Lunge und Haut genügen meist nicht mehr

Unser Organismus steht vor dem Problem, wie er das Übermaß an Giftstoffen wieder loswerden kann, auf dessen Aufnahme er nicht eingestellt ist. Die normalen Wege der Ausscheidung über Darm, Nieren, Lunge und Haut (durch Schwitzen) genügen nicht mehr. So bleibt ihm nur die Ausscheidung über Ersatzwege, die wir bereits als Krankheitserscheinungen ansehen: chronischer Schnupfen, Heuschnupfen, Entzündungen der Nasennebenhöhlen, Hautausschläge, Eiterpickel, Ausfluß, Ekzeme, Asthma, Rheuma, chronische Darmerkrankungen mit Durchfallneigung, Neurodermitis, Harnwegsinfektionen, Muskelschmerzen, großflächige Blasenbildungen der Haut und Hautablösungen.

Der Körper speichert Giftstoffe, die er nicht loswerden kann

Häufig nimmt das Stütz- und Bindegewebe die im Körper kreisenden Giftstoffe auf. Es entlastet damit zwar die inneren Organe und den Blutkreislauf. Doch der Preis ist hoch: Es kommt zu Schleimbeutelentzündungen, Sehnenscheidenentzündungen, Knorpelschwellungen, Ausscheiden von Giftstoffen an den Gelenkflächen, Gelenkkapseln und Knochenhäuten, oft auch an den Verbindungsstellen von Muskeln, Sehnen, Bändern und Knochen. Das hierfür typische Krankheitsbild, das Fibromyalgiesyndrom, entsteht.

Die Schulmedizin bekämpft die Symptome

Die Schulmedizin sieht solche Symptome als isolierte Erkrankungen des jeweiligen Organs an, also der Nase, der Scheide, der Harnblase, des Darmes, der Lunge. Dementsprechend behandelt sie mit Medikamenten, die das Symptom bekämpfen und es oft auch tatsächlich beseitigen. Da das Symptom aber nur der Versuch einer Giftstoffausscheidung auf Ersatzwegen war, hört diese Ausscheidung mit der Beseitigung des Symptoms zunächst auf. Die Krankheit frißt sich aber weiter in den Körper hinein. Mit abschwellenden Nasentropfen, Cortisoncremes, Antibiotika, Antirheumatica, Durchfallblockern und ähnlichen Mitteln stopft man dieses Ventil zu, über das der Körper entgiften wollte.

Wenn auch die rheumatischen Erkrankungen erfolgreich mit Antirheumatica, Cortison und ähnlichen den Körper zusätzlich stark belastenden Medikamenten zum Schweigen gebracht worden sind, bleibt dem Organismus nur noch, die Giftstoffe in Depots abzulagern. Davon sind dann nicht nur die einzelnen Organe betroffen, sondern das Lymphsystem (die Körpersäfte). Die körpereigene Abwehr reagiert mit Überreizungserscheinungen, Allergien und Abwehrschwächen bis hin zur Krebsentwicklung.

Durch die Blockierung der körperlichen Heilvorgänge kommt es allmählich zu einer Reaktionsstarre. Der Körper ist dann schutzlos der ganzen Heftigkeit eines Schadreizes ausgesetzt.

Oberstes Ziel ist die Wiederherstellung der ursprünglichen Entgiftungsfähigkeit des Körpers

Entscheidend für jedes Naturheilverfahren ist deshalb zunächst einmal die Wiederherstellung der ursprünglichen Entgiftungsfähigkeit, das Stützen der Ausscheidung über den Darm und über die Harnwege.

Am erstaunlichsten ist es, immer wieder zu sehen: Bricht man das Ursachensystem, das konsequent in die Krankheit hineinführt, erst einmal an irgendeiner Stelle auf, so mobilisiert der Organismus seine Selbstheilungskräfte in ungeahnter Weise. Der Weg in die Krankheit kehrt sich um. Die Heilung beginnt.

Konkret sind es fünf Wege, auf denen Sie die Entgiftung des Organismus auf natürliche Weise fördern können:

- die Honigmassage
- Fasten
- naturbelassene Nahrungsaufnahme
- Ausschwemmen von Schlacken durch viel Flüssigkeitsaufnahme
- Regelmäßig das stark entgiftende Teepilzgetränk Kombucha trinken. Seine den Organismus entgiftende und heilende Wirkung ist in zahlreichen wissenschaftlichen Untersuchungen nachgewiesen: angefangen bei chronischen Erkältungskrankheiten über Gicht, Rheuma, zu hohem Cholesteringehalt im Blut, Bluthochdruck, Arterienverkalkung, Magen- und Darmproblemen, Nierenschwäche, Lebererkrankungen bis hin zu Krebs. Eine von dem Arzt und Biologen Dr. Reinhold Wiesner durchgeführte Studie zeigt, daß Kombucha bei Krebs selbst Interferon-Präparaten in seiner Wirkung deutlich überlegen ist.

Wie Sie Ihren Körper am besten entgiften können

- Entgiften Sie Ihren Körper ein bis zweimal pro Monat, indem Sie ihm eine Honigmassage gönnen.
- Nehmen Sie reichlich Flüssigkeit zu sich, damit Ihre Nieren möglichst viel Schadstoffe aus dem Körper ausschwemmen können. Die tägliche Trinkmenge sollte mindestens zwei Liter sein. Am besten trinken Sie sauberes Wasser oder Kräutertee.
- Trinken Sie jeden Tag zwei bis drei Weingläser Kombucha. Dieses Teepilzgetränk mit der stark entgiftenden Wirkung er-

halten Sie in Bio-Läden und Reformhäusern. Sie können es aber auch leicht selbst herstellen. Dazu brauchen Sie einen Teepilzansatz, den Sie immer wieder verwenden können. Den Bezug des Kombucha-Teepilzansatzes mit einer Anleitung zum Selbstherstellen des Kombucha-Getränks können Sie sich durch den **Arbeitskreis: gesund leben** vermitteln lassen. Die Anschrift finden Sie am Schluß dieses Buches.

- **Literaturtip**: Wenn Sie mehr über den Teepilz Kombucha und seine heilend-entgiftende Wirkung wissen möchten, hilft Ihnen folgendes Buch weiter: Dr. Günter Harnisch, Kombucha – Geballte Heilkraft aus der Natur – mit Anleitung zum Selbstherstellen des Teepilzgetränks, Turm-Verlag, 3. Auflage, Bietigheim 1996, 160 Seiten. Dieses Buch können Sie direkt beim Turm-Verlag oder über den Buchhandel bestellen. Die Anschrift des Verlags finden Sie ebenfalls am Schluß dieses Buches.

- Nehmen Sie möglichst naturbelassene, unverarbeitete, von Kunstdünger und Chemiebelastung freie Nahrung zu sich.

- Führen Sie ein- bis zweimal pro Jahr eine Fastenkur durch. Ihr Körper erhält so die Möglichkeit, befreit von der täglichen Verdauungsarbeit Aufräumarbeiten durchzuführen und sich auf diese Weise von alten Schlackenstoffen zu befreien.

- Ein Fastentag regelmäßig pro Woche kann schon eine sehr gute Grundlage für die Entgiftung schaffen. Wichtig ist, daß Sie an diesem Tag reichlich trinken, mindestens drei Liter Wasser oder Kräutertee. So kann Ihr Körper die „beim Aufräumen" anfallenden Schlackenstoffe ausschwemmen.

Woran Sie denken sollten, wenn Sie Ihren Körper durch Fasten entgiften: ein paar Regeln

- Eine Fastenkur ist ein seit alter Zeit angewandtes hervorragendes Mittel zum Entschlacken und zum Abnehmen.
- Lassen Sie sich von einem erfahrenen Fastenarzt, Heilpraktiker oder von einem qualifizierten Ernährungsspezialisten begleiten. Denn manchmal erfordern vorhandene körperliche Leiden besondere Aufmerksamkeit, damit es beim Fasten keine Probleme gibt.
- In einer Gruppe von Gleichgesinnten fastet es sich für die meisten Menschen leichter als allein. Günstig ist es, wenn Sie in der Gruppe zugleich Meditation, Selbsterfahrung, künstlerische Betätigung, Tai Chi, Qui Gong, Yoga oder Reiki ausüben können. Denn Fasten bewirkt nicht nur eine körperliche, sondern zugleich eine intensive geistige und psychische Reinigung.
- Darmreinigung, viel Trinken, ausreichend Ruhe und die Honigmassage sind wichtige Hilfen beim Fasten.
- Kombucha hilft Ihnen bei der Reinigung Ihres Körpers. Zugleich belebt dieses Getränk Sie und kurbelt Ihre Lebensenergie an. So fällt Ihnen das Fasten viel leichter, weil es nicht zu Müdigkeit und Abgeschlagenheit kommt.

Bei welchen Krankheiten bewährt sich die Honigmassage besonders?

Alle Krankheiten aufzuzählen, bei denen die Honigmassage hilfreich wirkt, ist hier kaum möglich. Ihre Wirkungsweise konnte in der kurzen Zeit, seit die Honigmassage bei uns im Westen bekannt geworden ist, noch längst nicht bei allen Krankheiten erprobt werden.

Hilfreich ist die Honigmassage vor allem bei:

- Herz-Kreislauf-Problemen
- Allergien (wenn es sich nicht gerade um eine Honigallergie handelt)
- allen rheumatischen Erkrankungen der Muskeln und Gelenke
- Arthrose
- Magen- und Darmstörungen
- Pilzerkrankungen an Darm, Haut oder Organen
- chronischem Schnupfen und Nebenhöhlenerkrankungen
- Chronischen Müdigkeitssyndrom (CFS)
- Kopfschmerzen
- Nervenstörungen aller Art
- Einschlaf- und Durchschlafproblemen
- Ausfluß und Regelstörungen der Frauen
- Depressionen

- allen altersbedingten oder anderen nicht recht erklärbaren Schwächezuständen
- verzögerter Erholung im Anschluß an schwere Krankheiten
- Nachlassen der Vitalität und Leistungsfähigkeit
- Leberleiden
- Funktionsstörungen der Bauchspeicheldrüse
- Nierenschwäche
- Potenzstörungen und Unfruchtbarkeit
- allen möglichen Krankheitserscheinungen, die durch Umweltgifte oder durch Amalgamfüllungen entstanden sind
- nach Operationen

Diese Aufzählung ist längst nicht vollständig. Haben Sie ruhig den Mut, die Honigmassage auch bei anderen, hier nicht genannten Krankheiten zu erproben. Wenn Zweifel bestehen, wenden Sie sich an unseren **Arbeitskreis: gesund leben.** Die Anschrift finden Sie am Schluß dieses Buchs. Soweit uns weitere Erfahrungsberichte vorliegen, geben wir Ihnen gern Auskunft.

Wann Sie die Honigmassage nicht anwenden sollten

Hilfreich ist die Massage mit Bienenhonig wegen ihrer entschlakkenden und entgiftenden Wirkung im Grunde bei fast allen Krankheiten. Dennoch gibt es einige Ausnahmen. So sollten Sie die Honigmassage bei folgenden Krankheiten *nicht* anwenden:

- **bei Bestehen einer Honigallergie**
- **im Bereich offener Wunden**
- **bei Hautschäden, Ekzemen oder Hautausschlägen**
- **bei Tumoren wegen der Gefahr von Metastasenbildung**
- **bei Blutungen im Körper, z.B. bei Magengeschwüren und Magenbluten**
- **bei frischem Schlaganfall (einige Zeit später kann eine vorsichtige Honigmassage dagegen durchaus hilfreich sein)**
- **bei zu hohem Augendruck (Glaukom)**
- **bei Thrombose**
- **bei Infektionskrankheiten.**

Die Honigmassage sollte nicht im Gesicht und nicht am Bauch und im Brustbereich angewandt werden. Am besten geeignet zur Behandlung ist der Rücken bis hinab zum Ende der Wirbelsäule. Schlackenstoffe, die sich in den Beinen befinden, werden durch die Behandlungen mit zum Rücken hochgezogen.

Erstverschlimmerungen sind möglich

Die allermeisten Menschen spüren schon während und nach der ersten Anwendung die wohlig entspannende, den ganzen Körper warm durchflutende und belebende Wirkung der Honigmassage.

Trotzdem kann es wie bei sehr vielen Naturheilverfahren (längst nicht nur in der Homöopathie) auch bei der Anwendung der Honigmassage zunächst zu einem Aufflackern alter chronischer Leiden kommen. Müdigkeit, Unruhe, starkes und unangenehm riechendes Schwitzen, Kopfschmerzen, Schwindelgefühle, Herzklopfen, Schnupfen, Durchfall, psychische Verstimmungen, Angst, Wut, Depressionen, Hautrötungen, Hautjucken, Muskelkater, Pickel auf dem Rücken können auftreten. Sie sind harmlos und als positives Zeichen zu werten: Die Therapie beginnt zu wirken. Der Körper reagiert. Er fängt an, alte Gift- und Krankheitsstoffe auszuscheiden.

Meist löst er die zuletzt erworbenen Gifte zuerst auf. Doch manchmal melden sich alte Medikamentengifte, Impfschäden, weiter zurückliegende, damals nicht voll auskurierte Krankheiten wieder. Das alles ist in Ordnung so. Es handelt sich um Begleiterscheinungen auf dem Weg zur Heilung.

Am besten gönnen Sie sich bei Auftreten von Erstverschlimmerungen viel Ruhe. Reichlich Bewegung an frischer Luft, Spaziergänge und leichte körperliche Arbeit wirken sich günstig aus. Wichtig ist: Trinken Sie viel, damit Ihr Körper die aktivierten Schadstoffe ausschwemmen kann.

Meist verschwinden solche Erstverschlimmerungen, wenn sie überhaupt auftreten, schon nach wenigen Tagen wieder. Es besteht also kein Grund zur Besorgnis. Mit der nächsten Honigmassage sollten Sie allerdings warten, bis alle Reaktionen wieder abgeklungen sind.

Worauf Sie sonst bei der Anwendung der Honigmassage achten sollten

Der eigene Gesundheitszustand der Behandelnden

Wenn Sie die Honigmassage anwenden wollen, sollten Sie selbst gesund sein. Wer sich gerade krank fühlt, kann eher diese Krankheitsschwingungen auf andere übertragen als zu ihrer Heilung beitragen.

Im Anschluß an die Honigmassage keine Seife oder Kosmetika benutzen

Wenn Sie eine Honigmassage erhalten haben, dürfen im Anschluß daran einen Tag lang weder Seife noch andere kosmetische Produkte mit den behandelten Stellen des Körpers in Berührung kommen. Nur reines, klares Wasser sollte an Ihre Haut gelangen.

> **Wichtig! Nach der Honigmassage einen Tag lang keine Seife oder Kosmetika an den behandelten Stellen benutzen!**

Gurkenscheiben beruhigen die Haut

Wenn Sie wollen, können Sie aber Scheiben grüner Gurke auf die behandelten Hautpartien auflegen. Gurke wirkt beruhigend und regenerierend auf die Haut. Saft und Fleisch der grünen Gurke machen die Haut weich und wirken zusammenziehend. Zugleich führen sie der Haut Flüssigkeit zu. Deshalb spielt das Auflegen von Gurkenscheiben bei kosmetischen Behandlungen mit Recht eine wichtige Rolle.

Wie oft Sie die Honigmassage anwenden können

Bei vollkommen oder einigermaßen Gesunden genügt es zur Reinigung und Entschlackung, den Rücken einmal pro Monat mit Honig zu massieren.

Bei Kranken sollte die Anwendung einmal pro Woche, bei akuten Krankheiten auch zweimal pro Woche erfolgen.

Um Ablagerungen in den Gelenken bei Gelenkerkrankungen aufzulösen, empfiehlt sich, zweimal pro Monat Honig in die betroffenen Gelenke einzumassieren.

Die Dauer der Massage

Im allgemeinen dauert die Honigmassage etwa eine Stunde. Bei akut kranken oder geschwächten Menschen und bei Bestehen von Kreislaufproblemen kann die Behandlungsdauer kürzer sein. Bei Schwangeren soll sie sanft erfolgen und nur etwa 20 Minuten dauern.

Zur vollen Honigmassage gehört, daß dreimal Honig aufgetragen wird. Bei Kranken, Geschwächten und Schwangeren und bei der allerersten Behandlung kann einmaliges Auftragen des Honigs aber schon genug sein. Horchen Sie auf Ihr Gefühl und verständigen Sie sich mit dem oder der Behandelten.

Wird die Honigmassage zunehmend als schmerzhaft empfunden, so ist es meist Zeit, sie für diesen Tag zu beenden.

> **Wichtig! Bei Schwangeren und Geschwächten soll die Honigmassage sanft erfolgen und nur etwa 20 Minuten dauern!**

Honigmassage – wie geht das konkret?

Die Anwendung der Honigmassage eignet sich für Massage-Profis ebenso gut wie für Naturheilpraxen und für Laien. Als Laie können Sie die Honigmassage besonders gut zusammen mit ihrer Partnerin bzw. ihrem Partner durchführen oder mit Freunden, die Ihnen gut vertraut sind. Die Rollen zwischen Behandelnden und Behandelten wechseln dabei.

Der Massagetisch

Wenn Sie einen Massagetisch haben, ist das sehr schön. Er ist hart und weich zugleich, hat die richtige Länge und Breite und läßt sich sogar zusammenklappen.

Als Ersatzlösung: einen Tisch aus Ihrer Wohnung zum Massagetisch umfunktionieren.

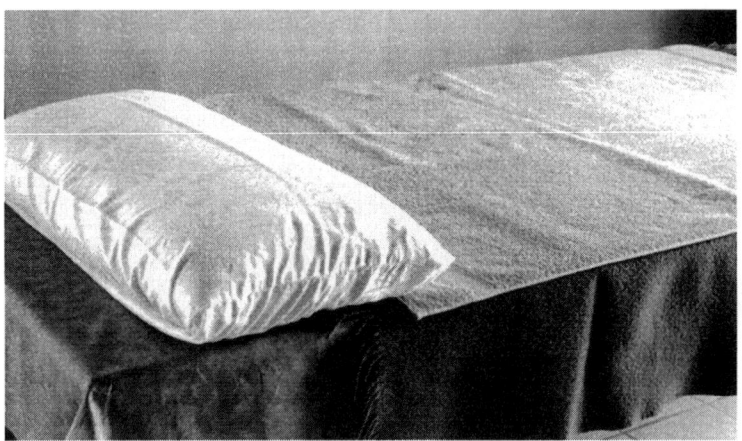

Sonst eignet sich aber auch ein ganz normaler Tisch aus Ihrer Wohnung, auf den sich der oder die zu Behandelnde mit dem Oberkörper legt. Der Rücken sollte dabei bis zu den Hüften hinab frei von allen Kleidungsstücken sein.

Ist Ihr Tisch nicht lang genug, so schieben Sie einfach zwei Tische aneinander. Darauf legen Sie eine Decke, vielleicht auch ein Kissen, damit das Gesicht etwas weicher liegt. Darüber breiten Sie ein großes Badehandtuch aus. Fertig ist Ihr Behandlungsplatz für die Honigmassage!

Was Sie sonst noch für die Honigmassage brauchen

Eine Schüssel mit warmem Wasser bereitstellen

Stellen Sie eine Schüssel mit warmem Wasser bereit und einen Waschlappen, damit Sie am Ende der Behandlung die aus dem Rücken Ihres „Opfers" meist reichlich austretenden Schlackenstoffe abwaschen können.

Ein Glas Honig

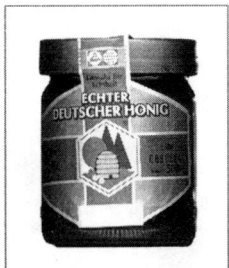

Außerdem brauchen Sie ein Glas Honig. Der Honig sollte nicht zu fest sein. Wenn Sie ihn einige Stunden vor Beginn Ihrer Massagesitzung auf einen Heizkörper oder in einen Topf mit warmem Wasser stellen, wird er schnell flüssiger. Der Honig muß nicht einmal kaltgeschleudert sein. Durchschnittsqualität aus dem Warenhaus genügt.

Das stimmt niemals!

Einen Eßlöffel Honig gleichmäßig auf dem Rücken der Behandelten verteilen

Geben Sie nun etwa einen Eßlöffel voll Bienenhonig auf Ihre Hände und verteilen Sie den Honig gleichmäßig auf dem Rücken des oder der zu Behandelnden.

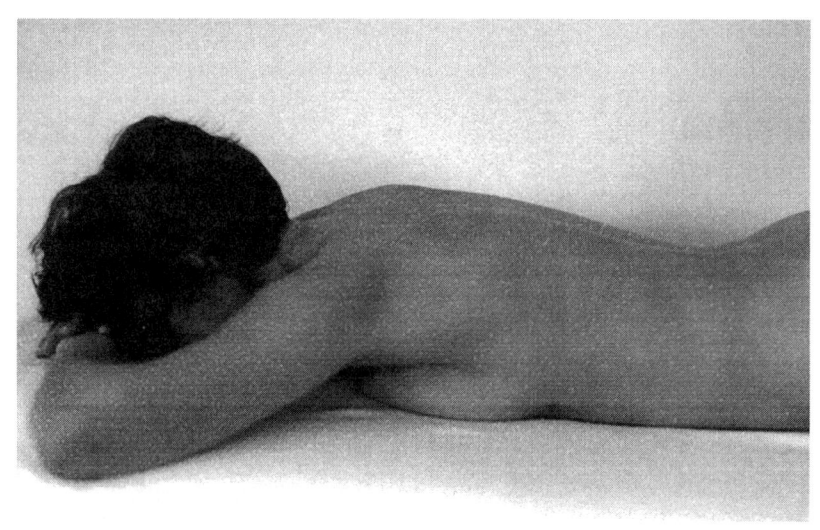

Vor Beginn der Honigmassage entspannt sich der Klient.

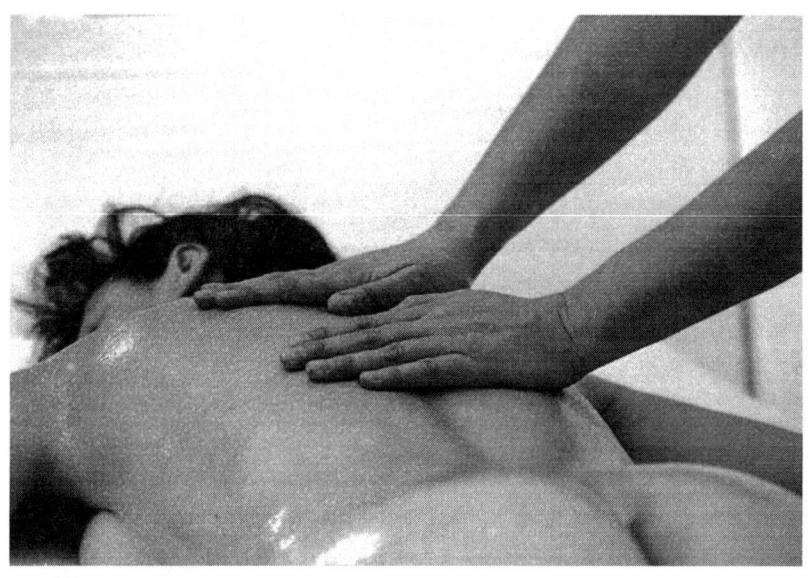

Die Hände des Behandelnden nehmen ersten Kontakt auf

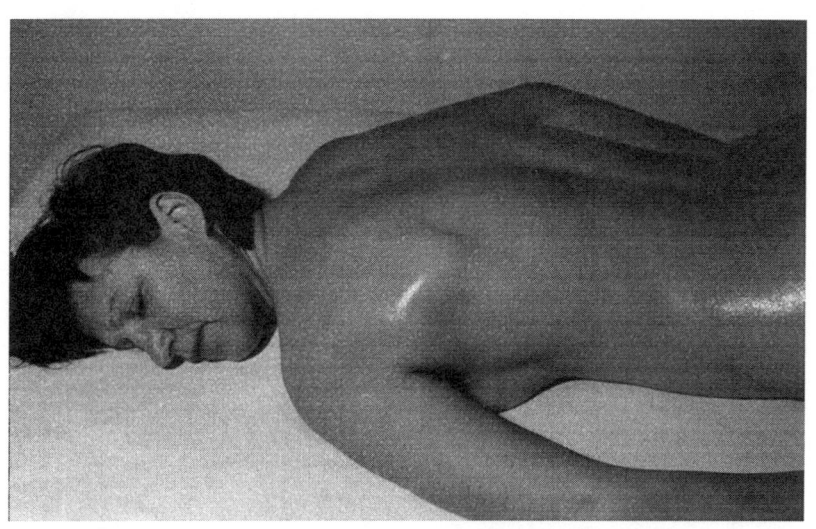

Der Behandelnde hat einen Esslöffel Bienenhonig gleichmäßig auf dem Rücken des Klienten verrieben

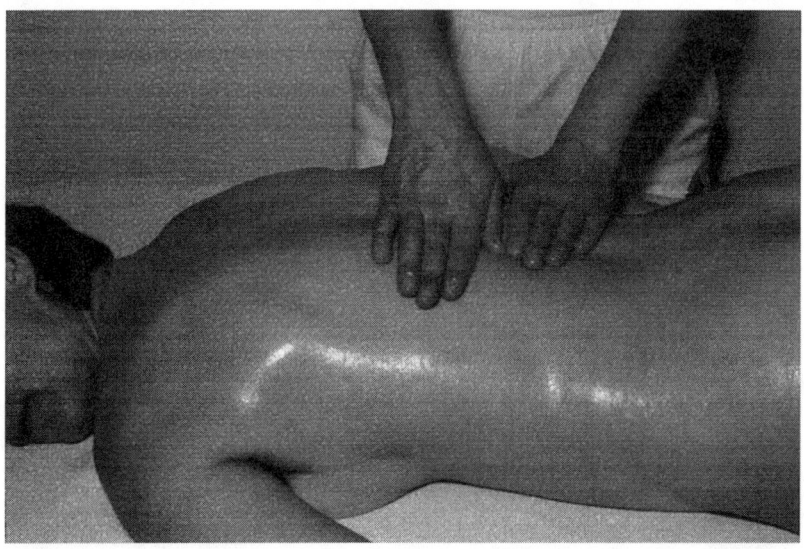

Die Pumptechnik: Rechte und linke Hand des Behandelnden heben und senken sich bei der Honigmassage abwechselnd. Sie bewegen sich dabei nach und nach über den ganzen Rücken des Klienten und massieren ihn gleichmäßig.

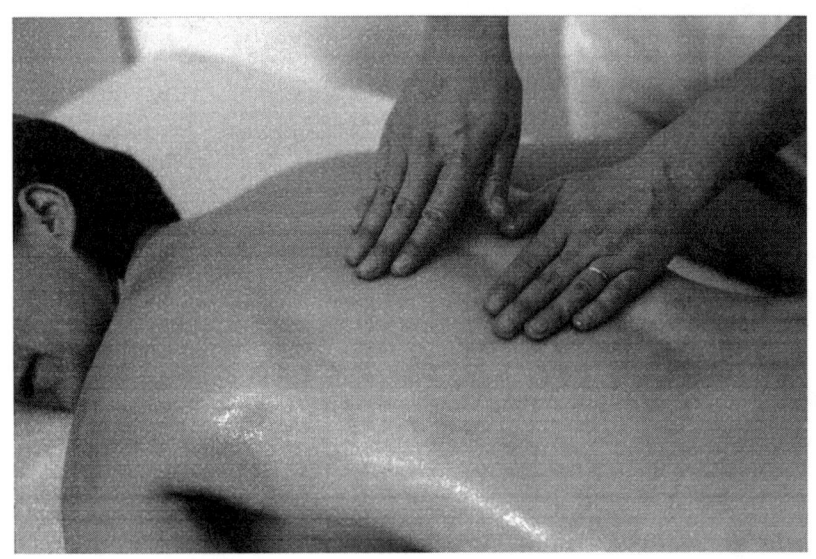

Bild 2 zur Pumptechnik

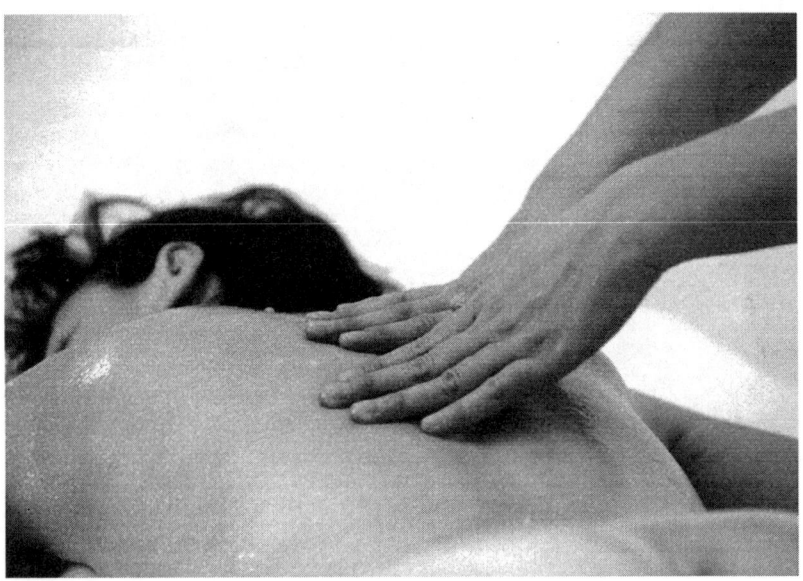

Die Pumptechnik: Die Bewegung von der Seite her gesehen

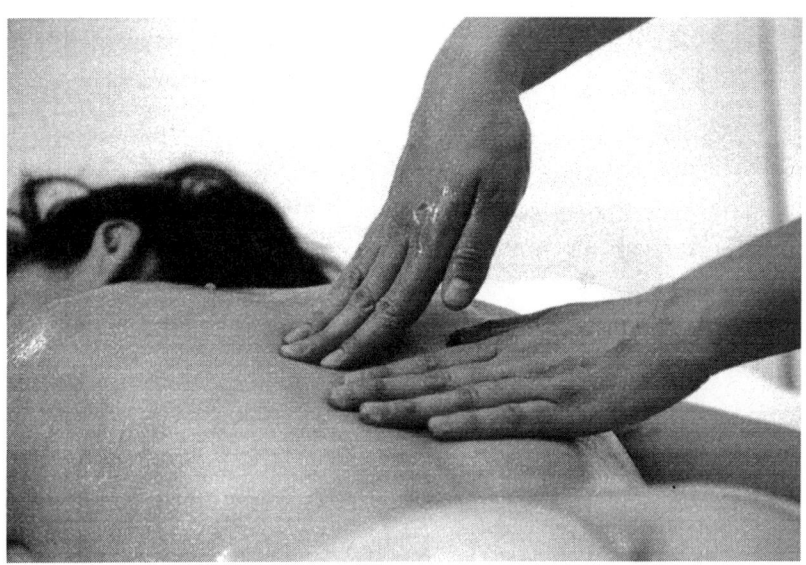

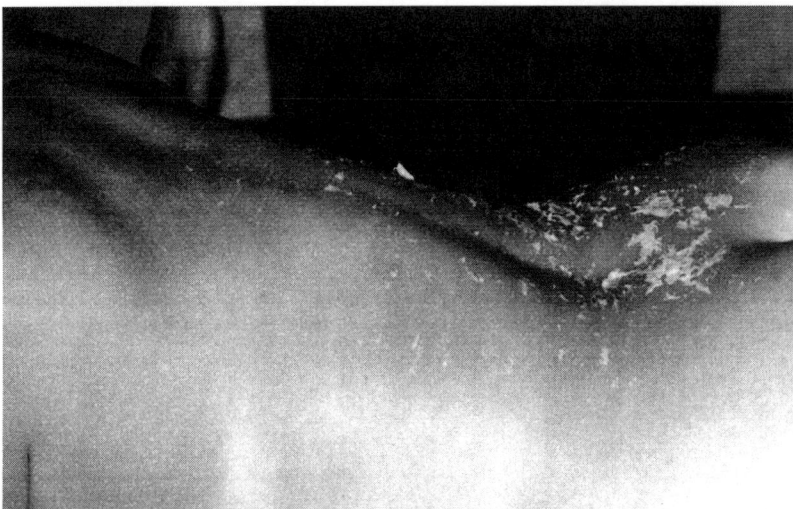

Im Verlauf der Honigmassage bildet sich auf dem Rücken des Behandelten eine kaugummiähnliche grau-weiße Masse, die sich immer stärker verdichtet. Am Ende des Behandlungsdurchgangs wäscht sie der Massierende mit einem feuchten Waschlappen ab. Die Hautrötung ist auf eine gute Durchblutung des Gewebes bedingt durch die Honigmassage zurückzuführen.

Unterschiedliche Massagetechniken

Dann beginnen Sie mit Ihrer Massage. Es gibt mehrere Massagetechniken. Für den Anfang genügt es, wenn Sie die Pumpmethode anwenden. Sie ist die Grundtechnik der Honigmassage. Sie fördert am schnellsten und am stärksten alte Schlackenstoffe aus dem Gewebe an die Hautoberfläche.

Die Pumptechnik

Die Pumptechnik geht so: Legen Sie beide Hände nebeneinander auf den Rücken. Die eine Hand drückt mit dem Ballen auf die Rückenfläche und rollt dann über die Finger ab. Die andere Hand führt die Gegenbewegung dazu aus: Sie rollt von den Fingerspitzen her bis zum Ballen ab.

Die Bewegung beginnt dabei in den Schultern und setzt sich über die Ellenbogengelenke bis in die Hände hinein fort.

Die Hände bewegen sich auf der Rückenfläche ungefähr so wie ein Tintenlöscher. Vielleicht kennen Sie solche bogenförmig gebauten Geräte noch. Mit ihnen trocknete man früher die Tinte auf dem Schreibpapier. Seit kaum noch jemand mit Füllfederhaltern schreibt, sind auch die Tintenlöscher vom Aussterben bedroht.

Die Hände bewegen sich bei dieser Pumptechnik nach und nach über den ganzen Rücken und massieren ihn gleichmäßig. Die Bewegungen der Hände sind dabei langsam. Man soll die Hand nicht von der Haut wegziehen, sondern die Haut unter der Hand weglassen.

Die Ausscheidungen auf der Haut

Die Haut rötet sich allmählich während der Behandlung. Denn die Honigmassage regt die Durchblutung des Rückens stark an. Und nach einiger Zeit zeigen sich auf der Haut eigenartige kaugummiähnliche Ausscheidungen. Wenn sie auftreten, massieren Sie ruhig weiter, bis der „Kaugummi" klumpt und sich verdichtet und sich dann verhältnismäßig leicht abwaschen läßt.

Die Fingerabrolltechnik

Die Fingerabrolltechnik eignet sich mehr für die Feinarbeit an Problemzonen. Solche kritischen Zonen erkennen Sie daran, daß dort der Honig nicht so gut in die Haut einzieht. Meist bilden sich an solchen belasteten Hautbereichen auch besonders reichlich die bereits beschriebenen kaugummiähnlichen Ausscheidungen.

An den Problemzonen können Sie jetzt mit schneller abrollenden Bewegungen der Fingerspitzen massieren. Doch Sie sollten nie zu lange an ein und derselben Stelle bleiben, damit Sie die Haut nicht überreizen.

Hautüberreizungen erkennen Sie daran, daß sich rote Punkte an der bearbeiteten Hautstelle zeigen.

Beide Seiten des Rückens sollten im Verlauf der Honigmassage ungefähr die gleiche Färbung zeigen.

Wenn die kaugummiähnlichen Ausscheidungen sich überall auf dem Rücken gut verklumpt haben, können Sie Ihren ersten Massagedurchgang beenden. Das geht so:

Zum Abschluß des Massagedurchgangs den Rücken abwaschen

Wischen Sie mit dem feuchten Waschlappen den Rücken von oben nach unten ab. Das geschieht in kleinen kreisenden Bewegungen – auf der linken Seite entgegen dem Uhrzeigersinn, auf der rechten im Uhrzeigersinn.

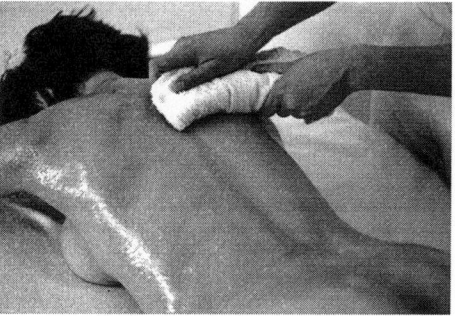

Ein zweiter oder dritter Massagedurchgang kann sich anschließen

Danach können Sie mit einem zweiten Durchgang beginnen – und zwar am besten zuerst dort, wo sich Problemzonen durch besonders reichliche Ausscheidungen oder durch Schmerzen bei der Massage gezeigt haben.

Selbstverständlich können Sie es mit einem einzigen Durchgang auch genug sein lassen. Das gilt besonders dann, wenn Sie jemanden zum erstenmal mit der Honigmassage behandeln oder wenn es sich um einen alten oder geschwächten Menschen handelt.

Die eigenen Kräfte nicht überfordern

Denken Sie auch an sich selbst. Gerade am Anfang sollten Sie sich nicht überfordern. Eine ungefähr einstündige Massage kostet Kraft durch die körperliche Arbeit, die Sie dabei leisten, aber auch durch die Zuwendung, die Sie einem anderen Menschen damit geben.

Die Technik der Honigmassage vor Beginn der ersten Behandlung üben

Am besten üben Sie die Massage-Bewegungen erst einmal auf einem Tisch, ehe Sie mit Ihrer ersten Behandlung beginnen.

Die Honigmassage ist nicht schwer zu erlernen. Wenn Sie ganz sicher gehen wollen, nehmen Sie an einem Einführungskurs teil. Am Ende dieses Beitrags finden Sie Anschriften und Informationen dazu.

Hier finden Sie die Anleitung zur Honigmassage in Kurzform:

Die Anleitung zur Honigmassage – knapp zusammengefaßt:

- Stellen Sie eine Schüssel mit heißem Wasser und einem Waschlappen bereit.

- Geben Sie ungefähr einen Eßlöffel Honig auf Ihre Hände und verteilen Sie den Honig gleichmäßig auf dem Rücken der/des Behandelten.

- Legen Sie nun Ihre beiden Hände nebeneinander auf den Rücken der/des Behandelten.

- Beginnen Sie mit der Pumpmassage: Die eine Hand drückt mit dem Ballen auf den Rücken und rollt dann über die Finger ab wie ein Tintenlöscher. Die andere Hand führt die gleiche Bewegung in der entgegengesetzten Richtung aus: Sie rollt also von den Fingern her bis zum Handballen ab.

- Holen Sie die Kraft für die Pumpmassage aus Ihren Schultern. Bringen Sie diese Kraft über Ihre Ellbogengelenke bis in Ihre Hände.

- Ihre Hände massieren mit dieser Technik den ganzen Rücken in langsamen gleichmäßigen Bewegungen. Die Hand sollten Sie dabei nicht von der Haut wegziehen, sondern die Haut unter der Hand weglassen.

- Allmählich soll sich die Haut des Rückens röten. Denn die Massage regt die Durchblutung an. Bilden sich an einer Hautstelle rote Punkte, so hören Sie dort auf zu massieren. Die Haut könnte sonst überstrapaziert werden.

- Setzen Sie die Massage fort, bis sich allmählich eine kaugummiartige Masse auf der Haut bildet und sich klumpt und verdichtet.

- **An Problemzonen können Sie jetzt mit schneller abrollenden Bewegungen nur der Finger massieren. Solche Problemzonen erkennen Sie daran, daß sich dort besonders reichlich von der kaugummiähnlichen Masse bildet.**

- **Beenden Sie den ersten Massagedurchgang, indem Sie mit einem feuchten Waschlappen den Rücken von oben nach unten abwaschen. Das geschieht in kleinen kreisenden Bewegungen auf der linken Seite entgegen dem Uhrzeigersinn, auf der rechten Rückenseite im Uhrzeigersinn.**

- **Bei der ersten Honigmassage können Sie die Behandlung mit diesem ersten Durchgang abschließen. Bei Kranken, Geschwächten oder Schwangeren sollte sie auf jeden Fall nach etwa 20 Minuten beendet sein.**

- **Ansonsten können Sie nach einer kleinen Pause schon mit einem zweiten Durchgang beginnen. Dabei ist es möglich, das Einreiben mit Honig und die Massage auf einzelne Problemzonen zu konzentrieren, die Ihnen im ersten Durchgang durch verstärktes Auftreten der kaugummiähnlichen Masse aufgefallen sind.**

- **Sie können aber im zweiten Durchgang auch noch einmal den ganzen Rücken einreiben und massieren und noch einen dritten Durchgang anschließen.**

- **Wenn Schmerzen auftreten, sollten Sie vorsichtiger massieren oder die Massage zu einem Abschluß bringen.**

- **Die normale Dauer einer Honigmassage beträgt ungefähr eine Stunde.**

- **Schwangerschaft ist keine Krankheit. Dennoch sollte die Honigmassage bei Schwangeren nur sehr sanft angewandt werden und nur etwa 20 Minuten dauern.**

Was wirkt an der Honigmassage?

Bei der Honigmassage ist das Ganze mehr als die Summe der einzelnen Wirkungsmechanismen, mit denen sich ihre heilende und entgiftende Kraft erklären läßt. Konkreter gesagt: Wir können die Wirkung der Honigmassage in die unterschiedlichsten Richtungen hin analysieren. Jede der einzelnen Erklärungen bringt wichtige Aufschlüsse. Doch keine der einzelnen Begründungen kann die ungewöhnliche Wirkungsweise der Honigmassage für sich allein vollständig erklären.

Die Rolle des Bienenhonigs bei der Honigmassage

Daß Bienenhonig über heilende Wirkung verfügt, wußte man bereits in der Antike. Fast 4000 Jahre alte Dokumente bestätigen, daß griechische Ärzte damals bereits eine Mischung aus Honig und Johannisbrot als harnförderndes Mittel einsetzten. Hippokrates (460 bis 355 v. Chr.) benutzte Honig zu unterschiedlichsten Heilzwecken.
Die Anwendungsbereiche für Honig änderten sich im Laufe der Jahrtausende. Erst in unserer Zeit, genauer gesagt in den letzten zwanzig Jahren, haben Ärzte in Deutschland, England und Amerika damit begonnen, die therapeutische Wirksamkeit des Honigs genauer zu erforschen. Ihr Ziel lag darin, die heilenden Inhaltsstoffe des Honigs exakter herauszufinden, um sie gezielt zur Heilung von Krankheiten einzusetzen. In sorgfältig angelegten wissenschaftlichen Versuchsreihen fanden sie zahlreiche Heilwirkungen des Bienenhonigs:

Die Heilwirkungen des Bienenhonigs

- stark energieentwickelnder Einfluß
- leicht abführende Wirkung
- Fähigkeit, die Verdauung anderer Nahrungsmittel zu fördern
- günstige Wirkung auf die Calcium-Aufnahme im Körper bei Kindern
- Kinder, die man mit viel Honig ernährte, entwickelten sich besser als Kinder, denen man normalen Zucker gab
- hustenstillende Eigenschaften
- beruhigende Wirkung
- entgiftende und Krankheitsbakterien bekämpfende Eigenschaften
- Honig wirkt gegen Blutarmut (Anämie) und bei Fieber.

Honig ist weit mehr als nur ein hervorragendes Nahrungsmittel

Honig hat damit einen hohen therapeutischen Wert. Er ist weit mehr als nur ein ausgezeichnetes Nahrungsmittel. Er genügt dem hohen Anspruch, den schon Hippokrates mit seiner Forderung stellte:

„Laßt Eure Heilmittel Nahrungsmittel,
Eure Nahrungsmittel Heilmittel sein."

Hippokrates, griechischer Arzt, um 460 bis 377 v. Chr.

Welche Bestandteile sind es, die dem Honig so starke Heilkräfte geben?

Die Grundwirkstoffe im Bienenhonig

Die Zusammensetzung des Honigs ist heute ziemlich genau bekannt. Bienenhonig enthält vor allem Wasser, Kohlehydrate, Traubenzucker, Fruchtzucker, Malzzucker oder Maltose, zusammengesetzte Eiweißstoffe (Proteide), organische Säuren und Milchzucker.

Honig enthält wichtige Mineralstoffe und Spurenelemente

Hinzu kommen die wichtigen Mineralstoffe und Spurenelemente: Calcium, Chlor, Kupfer, Eisen, Magnesium, Mangan, Phosphor, Kalium, Silizium, Natrium und Schwefel. Helle Honigarten enthalten meist weniger an Mineralstoffen als dunkler Honig. Dunkle Honigarten sind vor allem reich an Eisen, Kupfer und Mangan.

Vitamine im Honig

An Vitaminen enthält Bienenhonig vor allem Vitamin B1, B2, B3, B5, B6, B8 und B9. Hinzu kommen wichtige Enzyme (vor allem Saccharase und Amylase), Aromastoffe, die dem Honig seinen typischen Geschmack geben, und ein dem Gallenwirkstoff ähnlicher Inhaltsstoff (Acetylcholin). Außerdem enthält Honig Östrogen, Pollenkörner und antibiotische Wirkstoffe.

Der Honig als Ganzes bewirkt mehr als die Summe seiner einzelnen Bestandteile

Das natürliche Zusammenspiel der einzelnen im Honig enthaltenen Wirkstoffe läßt sich im Labor nicht künstlich herstellen. Durch natürlichen Bienenhonig erhält unser Organismus unentbehrliche Elemente, die ihm in unserer Zivilisation oftmals fehlen. So kann er sich wieder besser gegen Krankheiten wehren, nachlassende Stoffwechselvorgänge aktivieren und die Lebensenergie stärken.

Die heilende Wirkung des Honigs ist in Rußland weit besser erforscht als bei uns im Westen

In Rußland hat sich die Forschung weit stärker mit der Heilwirkung des Honigs befaßt als bei uns im Westen. Dort stellt man zum Beispiel Honigsorten her, denen auf eine gezielte Therapie hin bestimmte Zusatzstoffe beigefügt werden. So erhält der Honig den Charakter eines echten Heilmittels.

Bei welchen Krankheiten ist die Anwendung von Honig sinnvoll?

Die Zahl der Krankheiten, bei denen sich Bienenhonig als hilfreich erwiesen hat, ist so groß, daß hier kaum eine vollständige Aufzählung möglich sein wird. Doch bei einer ganzen Reihe von Krankheitszuständen hat sich Honig – allein oder zusammen mit anderen Mitteln – in der Volksmedizin immer wieder bewährt:

Krankheiten, bei denen sich Honig als Heilmittel besonders bewährt hat

- **Schwächezustände aller Art (Asthenie)**
- **Appetitlosigkeit (Anorexie)**
- **Abmagerung oder Magerkeitszustände**
- **anlagebedingte Körperschwächen**
- **Mangelzustände im Wachstum bei Kindern und Jugendlichen**
- **schlechter Zustand der Zähne**
- **Störungen der Nahrungsaufnahme**

- Verdauungsstörungen
- Verstopfung
- Magen- oder Zwölffingerdarmgeschwüre
- Darminfektionen
- Leberfunktionsstörungen
- Alkoholismus
- Blutarmut (Anämie)
- Infektionen der Atemwege
- Bronchialleiden
- Husten
- Entzündungen der Harnwege
- zur Förderung der Harnausscheidung (Diurese)
- bei nervösen Störungen aller Art
- bei leichteren Depressionen, die auf äußere Einflüsse zurückzuführen, also nicht anlagebedingt sind
- Schlaflosigkeit
- nervlich bedingte Kopfschmerzen
- bei infizierten Wunden
- Geschwüre
- Hautkrankheiten (Dermatosen)
- bei weniger schweren Diabeteszuständen (hier sind offenbar stark fruchtzuckerhaltige Honigarten hilfreich; denn Fruchtzucker findet man im Harn der Diabetiker praktisch nie)
- Krämpfe
- Vergiftungserscheinungen (Intoxikationen)
- fiebrige Erkrankungen

Honig – innerlich und äußerlich angewandt

Den Honig nicht zu lange lagern

Honig sollte möglichst frisch angewandt werden. Zwar ist er über Jahre haltbar. Doch länger als ein Jahr soll man ihn nicht lagern, weil sonst wertvolle Inhaltsstoffe verlorengehen können.

Ebenso wirkt sich starkes Erhitzen des Honigs ungünstig auf einige seiner Wirkstoffe aus.

Honig pur oder in Speisen und Getränken?

Man kann Honig pur einnehmen, ihn aber auch in Milch, Kaffee, Tee oder Wasser gelöst trinken. Er läßt sich gut mit Joghurt oder Quark mischen. In destilliertem Wasser aufgelöst, wendet man Honig für Einläufe an. In einer leicht alkoholischen Lösung eignet er sich zum Gurgeln oder für Mundspülungen.

Honig bei der Wundbehandlung

Zur Behandlung von Wunden und Verbrennungen gilt Honig als besonders geeignetes Mittel. Man trägt ihn direkt auf die vorher gereinigte Wunde auf, oder aber man benutzt mit Honig getränkte Kompressen.

Honig in die Haut einmassieren

Eine in der russischen Volksmedizin sehr bewährte, bei uns ziemlich unbekannte Möglichkeit ist schließlich, den Honig direkt in die Haut einzumassieren. Auf diese Weise gelangen alle wertvollen Inhaltsstoffe unmittelbar in den Organismus ohne all die Verluste, welche sich auf dem Weg über die Verdauung nie ganz vermeiden lassen. Um diese Anwendungsmöglichkeit geht es in diesem Buch in erster Linie.

Honig in die Haut einzumassieren ist ein seit langem in der russischen Volksmedizin bewährtes Heilverfahren.

Massage:
Zuwendung auf Körperebene
und doch weit mehr

Für manche Heilmethoden gibt es bislang keine wissenschaftliche Erklärung. Deshalb lehnt man sie ab, obwohl die Erfahrungen in der Praxis ihren Erfolg immer wieder bestätigen. Deshalb halten die Chinesen nichts von Doppelblindstudien und ähnlichen Versuchen, Wirkungen wissenschaftlich nachzuweisen. Das gelingt meist doch nicht, weil die nächste wissenschaftliche Studie mit den gleichen Methoden bald darauf das Gegenteil beweist. Die Chinesen sagen: Welchen Sinn haben solche Untersuchungen, wenn wir doch jeden Tag mit allen unseren Sinnen erfahren können, daß das Mittel hilft!

Vielleicht sollten auch wir wieder lernen, unkomplizierter zu denken und auch Dinge zu unserem Wohl zuzulassen, von denen wir aus persönlichem Erleben wissen, daß sie uns guttun. Sie helfen uns, eine Harmonie zu erfahren, von der wir uns immer mehr entfernen, die aber in uns ist. In unseren Händen zum Beispiel haben wir eines der besten Instrumentarien von der Natur mitbekommen. Nutzen wir sie!

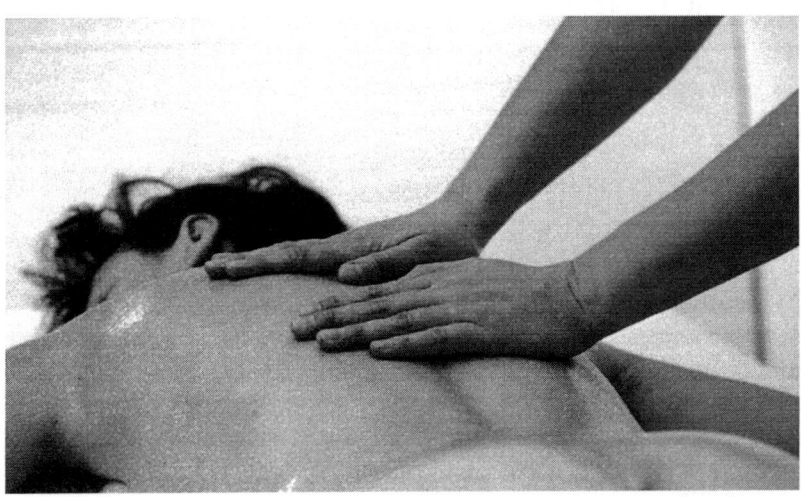

In unseren Händen haben wir eines der besten Instrumentarien von der Natur mitbekommen

Massage ist Berührungstherapie mit den Händen. Während dieser Therapie verrichten die Hände nicht irgendeine mechanische Tätigkeit, sondern durch die Berührung geschieht etwas zwischen zwei Menschen: intensive Kommunikation, Zuwendung. Zwei Menschen verbinden sich zu einer Einheit. So kann Heilung geschehen.

Unsere Hände sind bei der Massage ein Instrument für die Behandlung. Aber zugleich sind sie eben doch noch weit mehr. Die Behandelnden geben mit ihnen viel von ihrer Persönlichkeit. Es kommt zu einem intensiven Schwingungsaustausch zwischen ihnen und den Menschen, die sie behandeln.

Die sanfte Berührung der Massage ist Kommunikation

Körperkontakt entsteht. Er ist die natürlichste, tiefste und unmittelbarste Kommunikation zwischen Menschen. Unser Körper empfängt durch sanfte Berührungen lebensnotwendige Signale von Sicherheit, Wärme und Geborgenheit. Sie teilen sich unserer Seele mit. Die Berührung regt das vegetative Nervensystem, unseren Kreislauf und die Funktion aller Organe an. Vor allem beeinflußt sie unser ganzes Hormonsystem und die Immunabwehr positiv.

Schon Neugeborene gedeihen besser mit Körperkontakt

Schon bei Neugeborenen ist der Hautkontakt mit der Mutter besonders wichtig. Er vermittelt ihnen das Gefühl von Geborgenheit und Sicherheit für ihr ganzes späteres Leben. Kinder, die gleich nach der Geburt Hautkontakt mit der Mutter haben und auch weiter viel Zuwendung durch Berührung und Streicheln bekommen, entwickeln sich schneller und gesünder. Sie sind lebendiger, inter-

essieren sich mehr für ihre Umgebung, lernen schneller und bauen vor allem ein gesundes Selbstvertrauen auf.
Eine Studie amerikanischer Wissenschaftler konnte nachweisen: Zu früh geborene Kinder entwickelten sich durch ständigen Körperkontakt mit der Mutter weit besser als andere Frühgeborene, die nur mit medizinischen Schläuchen versehen allein im „Brutkasten" überleben mußten.
Doch nicht nur Kinder brauchen Körperkontakt, um sich gesund entwickeln zu können. Auch wir Erwachsenen haben ein Grundbedürfnis nach Berührung, um gesund zu bleiben.
Schon in der Antike wußte man, daß die ununterbrochene Berührung eines kranken Körpers durch einen gesunden den Kranken heilen oder zumindest sein Leiden mildern und ihm Kraft geben konnte.

Heute besinnt man sich auf einfache Dinge wie das Handauflegen neu

Heute besinnt man sich auf so einfache Dinge wie Handauflegen oder andere leicht zu erlernende Heilmethoden neu. Selbst in Krankenhäusern wendet man sie neuerdings an, während sie lange Zeit in das Reich des Aberglaubens und der Unwissenschaftlichkeit abgeschoben blieben.
Dabei sollten wir im Grunde nicht erst dann mit der Heilmassage beginnen, wenn wir krank sind. Viel besser ist es, rechtzeitig vorher durch sie unser Wohlfühlen zu fördern, damit wir möglichst nicht erst krank werden.

Die Honigmassage ist eine Ganzheitsbehandlung von Körper, Geist und Psyche

Jede Form der Massage ist eine Ganzheitsbehandlung. Sie umfaßt nicht nur den Körper, sondern auch den Geist und die Psyche. Eine liebevoll durchgeführte Massage schafft ein Gefühl des Vertrauens und des Angenommenseins. So können Energien, die durch Verkrampftsein blockiert waren, freigesetzt werden und nun ungehindert fließen.

Massage ist eine Form der Zuwendung

Wenn mich jemand behandelt, der mir nahesteht, erfahre ich Zuwendung. Da ist ein Mensch, der sich liebevoll mit mir befaßt, um mir zu helfen. Auch das ist Kommunikation, eine besonders lebendige Form von Kommunikation.
Warum sollte es nicht möglich sein, sich unter Arbeitskollegen oder in Selbsthilfegruppen gegenseitig mit einer Honigmassage zu helfen? Warum sollte es nicht möglich sein, wenn die Partnerin oder der Partner abends gestreßt, erschöpft und verspannt von der Arbeit kommt, den Feierabend mit einer Honigmassage zu gestalten?
Bei der Honigmassage findet immer ein Geben und Nehmen statt. Beide Partner profitieren davon. Und für die Gesundheit bringt sie allemal mehr als ein Abend mit Bier und Chips vor dem Fernseher.

Entgiftung durch Honigmassage

Was bei der Honigmassage noch geschieht? Sie aktiviert die Ausscheidungsfunktionen des Körpers über den Darm, über die Nieren und über die Haut. So können Krankheits- und alte Schlackenstoffe wirksam abtransportiert werden. Außerdem stärkt sie unser Immunsystem in ungewöhnlichem Maße.

Ein paar Grundregeln, wenn Sie eine Honigmassage durchführen wollen

- **Behandeln Sie niemanden mit der Honigmassage, wenn Sie sich selbst gerade nicht gut fühlen. Ihre eigenen negativen Schwingungen könnten Sie sonst leicht auf den anderen übertragen.**

- Ihre Hände sollten warm sein. Das ist wichtig vor allem für den ersten Kontakt zwischen Behandler und Behandeltem.
- Legen Sie bei Beginn der Honigmassage Ihre Hände erst einmal für drei bis vier Minuten ruhig auf den Rücken des/der Behandelten, um den körperlichen Kontakt herzustellen. Beginnen Sie also nicht sofort aktiv mit der Massage.
- Halten Sie während der Honigmassage Ihren Rücken stets aufrecht, damit Sie gut durchatmen können. So fließen Ihre eigenen Energien frei und ungehindert.
- Führen Sie die Honigmassage niemals durch, wenn Sie gerade wenig Zeit haben. Wenn sie nur mal so eben zwischendurch geschieht, kann sie nicht zu vollem Erfolg führen.
- Wenn Sie zwischendurch müde werden, unterbrechen Sie die Behandlung oder beenden Sie sie ganz.
- Behandeln Sie niemanden mit der Honigmassage, wenn zwischen Ihnen keine harmonische Grundeinstellung besteht.
- Wenn zwischen beiden Beteiligten aber die Bereitschaft besteht, zu einer Harmonie zurückzufinden, bietet Ihnen die Honigmassage gute Voraussetzungen hierzu. Jede Behandlung bietet neue Erfahrungen, ein neues Sich-Kennenlernen.
- Konzentrieren Sie sich während der Massage voll auf das, was Sie tun. Lassen Sie dem oder der Behandelten die Chance, sich voll zu entspannen. Dazu gehört, daß Sie nicht unnötig sprechen.
- Schließen Sie ruhig zwischendurch die Augen und versuchen Sie, mit Ihren Händen zu „sehen".
- Lassen Sie sich von Ihrer Intuition führen. Versuchen Sie nicht um jeden Preis, vorhandene Schmerzen oder Verspannungen aufzulösen. Gehen Sie langsam, vorsichtig tastend, liebevoll vor. Lassen Sie geschehen. Es müssen nicht mit der ersten Behandlung sofort alle bestehenden Probleme gelöst sein.

- Sorgen Sie für eine behagliche Atmosphäre in dem Behandlungsraum. Die Beleuchtung im Raum sollte angenehm, nicht zu grell sein. Dazu kann gehören, daß Sie eine Kerze anzünden. Die Raumtemperatur sollte von den Behandelten als angenehm empfunden werden.

Der Rücken: Ort, an dem sich Gefühle und Konflikte austoben

Trotz geringerer körperlicher Belastung nimmt die Zahl der Rückenleiden bei uns dramatisch zu

Obwohl die Belastung durch schwere körperliche Arbeit in unserer Gesellschaft immer weiter zurückgeht, leiden immer mehr Menschen unter Rückenproblemen. Verschleiß scheint also nicht die eigentliche Ursache solcher Probleme zu sein.

Über 18 Millionen Bundesbürger leiden ständig unter Rückenschmerzen. Jeder zweite in unserem Land kennt dieses Leiden wenigstens zeitweise aus eigener Erfahrung in seinem Leben. Doch viele Rückenleiden werden falsch diagnostiziert. Allein in Deutschland finden jährlich etwa 50000 Bandscheibenoperationen statt – viele davon vorschnell und überflüssig. Dabei sind diese Operationen nicht ohne Risiken. Ein im Umgang mit Bandscheibenleiden erfahrener Fachmann hat mir einmal im Vertrauen gesagt: „Ich habe schon Patienten als Folge einer Bandscheibenoperation im Rollstuhl vorgefunden. Aber ich habe noch nie einen nicht operierten Bandscheibenpatienten im Rollstuhl gesehen."

Ist es wirklich nur die vorgewölbte oder wie ein verschlissener Reifen geplatzte Bandscheibe, die behandelt werden muß? – Die wahren Ursachen für Rückenprobleme, für unsere vielfältigen „Schiefhaltungen", liegen meist tief in geistig-seelischen Bereichen in uns verborgen. Blockierte Gefühle und Empfindungen verstecken sich oft hinter den körperlichen Rückenbeschwerden. Der Rücken gilt als der Tummelplatz für seelische Probleme und Konflikte. Hier toben sie sich aus. Hier stellen sie sich dar. Und hier lassen sich die Schmerzprobleme verhältnismäßig gut bei ihren Wurzeln packen. Wo es gelingt, durch ganzheitliche Körperarbeit die blockierten Gefühle zu lösen, fließt auch die Lebensenergie wieder ungehindert: Der Kreislauf aus Schmerz und Leiden ist durchbrochen.

Moderne Körpertherapien
lösen Muskelverspannungen im Rücken auf –
und damit die in ihnen verborgenen seelischen Konflikte

Der Psychoanalytiker Wilhelm Reich (1897-1957) erkannte als erster den Zusammenhang zwischen seelischen Konflikten und Muskelverspannungen des Körpers. Er entwickelte Techniken therapeutischer Körperarbeit, um solche Verspannungen zu lösen. Alexander Lowen (geboren 1910) und Ida Rolf – bekannt durch ihre als Rolfing bezeichnete Körpertherapie – setzten die Arbeit Wilhelm Reichs fort und entwickelten sie weiter. Es ist ungewöhnlich eindrucksvoll, mitzuerleben, wie sich der psychische Konflikt eines Menschen auszudrücken beginnt, wenn es gelingt, die Muskelverspannung aufzulösen, in der sich dieser Konflikt verbirgt.

Ein Beispiel aus der Praxis
der körpertherapeutischen Arbeit

Alexander Lowen schildert viele solcher Beispiele aus seiner therapeutischen Körperarbeit. Bei einem von ihnen geht es um David, einen jungen Mann, der unter massiven körperlichen Verspannungen leidet. Nach einigen Monaten Körpertherapie erkennt er plötzlich überraschende Zusammenhänge: „Zorn kommt bei mir nicht leicht hoch. Ich muß erst heftig provoziert oder an die Wand gedrängt werden, bevor ich ihn herauslasse." [2]

---
[2] Alexander Lowen: Freude. Die Hingabe an den Körper und das Leben, Kösel Verlag, München 1993, S. 133

Vor dieser Bemerkung hatte er sich über starke Verspannungen im Bereich zwischen Schultern und Nacken beklagt. Da er ein aktiver junger Mann war, überraschte ihn das. Er sagte: „Beim Holzhacken habe ich diese Verspannungen nie gespürt."

Wenn jemand in irgendeinem Bereich seines Körpers unter chronischen Muskelverspannungen leidet, bewegt er sich so, daß er dem Schmerz dieser Verspannung ausweicht. Kommt er dann durch die bioenergetischen Übungen mit seinem Körper in Berührung, so werden ihm diese Verspannungen bewußt.

David drückte dieses Empfinden so aus: „Diese Woche fühlen sich meine Kiefer an wie nach hinten gedrückt. Die Muskeln, die von meinen Kiefern zu Nacken und Schultern verlaufen, sind völlig verhärtet." Und ohne jede Überleitung fügte er plötzlich hinzu: „Letzte Nacht habe ich geträumt, daß mir ein Bein abgenommen wurde. Ich nehme an, das war ein Kastrationstraum." Dabei fiel ihm sein Vater ein, und er sagte: „Mein Vater zeigte sich niemals zornig. Er gab mir den Rat, bei einem Spiel nie zu kämpfen."

Davids Wahrnehmung, daß der Ausdruck von Zorn bei ihm blockiert war, hatte eine körperliche Grundlage. David spürte die Blockade im Körper: „Mein Kopf und mein Nacken fühlen sich an, als wären sie am Rumpf festgeschraubt. Ich möchte sie herausziehen. Ich muß mal an die Decke gehen."

Bei der Honigmassage können sich seelische Verspannungen lösen

Auch während der Behandlung mit der Honigmassage kann es geschehen, daß die Behandelten plötzlich unerwartet emotional reagieren. Manchmal bricht alte Wut, tief im Inneren verborgener Schmerz aus ihnen heraus. Und nicht selten fällt den Betroffenen sogar die Szene aus ihrem Leben dazu ein, in der dieser Schmerz entstand. Fast immer handelt es sich dabei um Situationen tiefer Demütigung, Verletzung oder Mißachtung, auf die der Verletzte damals nicht angemessen reagieren konnte. Der Grund für das Ausbleiben einer Reaktion liegt meist darin, daß die verletzende

Situation in der Kindheit geschah. Kinder haben häufig noch keine entsprechenden Strategien entwickelt, wie sie sich bei Verletzungen durch ihnen nahestehende Bezugspersonen verhalten können. Manchmal fehlt es selbst bei Erwachsenen an angemessenen Strategien zur Bewältigung von Konfliktsituationen. Sie spüren dann zwar die Verletzung, stecken sie aber ohne Reaktion weg, weil sie nicht imstande sind, sich in dieser Situation angemessen zu wehren. Wer kann es sich denn beispielsweise schon leisten, seinem Chef mal kräftig die Meinung zu sagen! Ihr Körper aber reagiert, indem er seine Muskeln – oft dauerhaft – verspannt.

Wenn also unvorhergesehene emotionale Reaktionen während oder nach einer Honigmassage auftreten, wundern Sie sich bitte nicht. Sie sind ein positives Zeichen: Alte aufgestaute Spannungen beginnen sich zu lösen. Das kann der Beginn eines tiefgreifenden Heilungsprozesses sein.

Die Honigmassage wirkt über die Reflexzonen des Rückens heilend auf die einzelnen Organe

Störungen innerer Organe hängen oft mit Verspannungen im Rückenbereich zusammen

Daß zwischen inneren Organen und der Körperdecke reflektorische Zusammenhänge bestehen, zweifelt heute selbst in der Schulmedizin nur noch selten jemand ernsthaft an. Die Reflexzonen im Rückenbereich bezeichnet man als die Headschen Zonen. Benannt sind sie nach ihrem Entdecker Dr. Head, einem britischen Neurologen.

> **Die Headschen Zonen**
>
> *Die Headschen Zonen tragen ihren Namen nach dem britischen Neurologen Sir Henry Head (1861-1940). Er hat sie entdeckt und zuerst beschrieben. Es handelt sich um Hautbereiche, die sich bestimmten inneren Organen zuordnen lassen. Treten an diesen Organen Krankheitserscheinungen auf, so reagieren die ihnen zugeordneten Hautzonen durch Schmerzen, Überempfindlichkeit oder Durchblutungsstörungen mit. Interessanterweise ist es möglich, durch Wärme, bestimmte Einspritzungen oder Massage dieser Hautzonen die zugehörigen erkrankten Organe therapeutisch günstig zu beeinflussen: ein Zusammenhang, der sich bei der Honigmassage auf dem Rücken hervorragend nutzen läßt. Denn genau dort liegen zahlreiche Headsche Zonen.*

Konkret sieht dieser Reflex-Zusammenhang, den Dr. Head erkannte, so aus: Störungen der inneren Organe können sich in den zu ihnen gehörenden Zonen auf dem Rücken als Verspannungen, als Schmerzen äußern. Aber ebenso können sich auch geistig-körperliche Verspannungszustände in den Muskeln, den Sehnen, der Haut reflektorisch in den Organen äußern. So lassen sich die chronischen Oberbauchbeschwerden, die Herzbeschwerden, die Rückenschmerzen erklären, die ihre Ursache nicht in einer Erkrankung dieser Organe haben. Selbst bei sorgfältigster Untersuchung findet man keinerlei Krankheitsanzeichen an den Organen. Die Störung entsteht aufgrund von geistig-körperlichen Verspannungen in den zugehörigen Reflexzonen.

Störfelder im Bereich des Rückens lassen sich mit Hilfe der Honigmassage ausschalten

Viele chronische Krankheitszustände sprechen auf eine medikamentöse Behandlung überhaupt nicht an. Nach Ansicht alternativer Mediziner und Heilpraktiker wären sie heilbar, wenn man die Störfelder in den Reflexzonen ausschalten würde.

Das Behandeln mit Hilfe der Honigmassage kann hier entscheidend helfen. Be-handeln bedeutet vom Wortsinn her: in die Hand nehmen. Das Problem mit Hilfe der Massage in die Hand nehmen, ist – so gesehen – weit mehr, als nur ein Rezept auszustellen, eine Spritze zu geben oder den Kranken mit guten Ratschlägen nach Hause zu schicken.

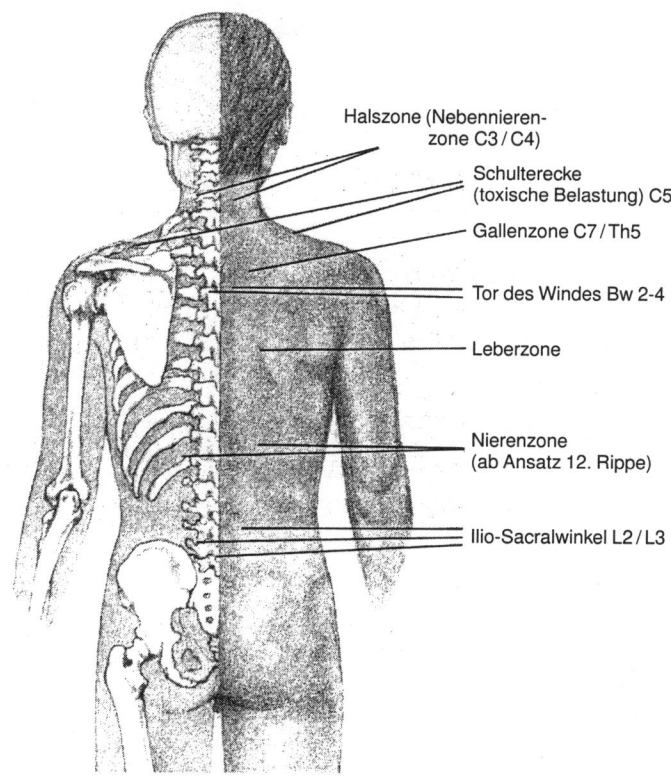

Headsche Zonen. Die Rückenzonen nach Dr. Head haben besondere diagnostische und therapeutische Bedeutung. Ärzte/Ärztinnen und Heilpraktiker/innen ziehen sie bei der Anwendung bestimmter alternativer Heilmethoden (Neuraltherapie, Segmenttherapie) heran. Die Honigmassage wirkt im Bereich der Headschen Rückenzonen heilend und vorbeugend/stärkend auf die mit den jeweiligen Zonen verbundenen Organe. (Abbildung: Rudolf Stühmer. Natürliche Heilkräfte, Bergisch Gladbach 1994). –

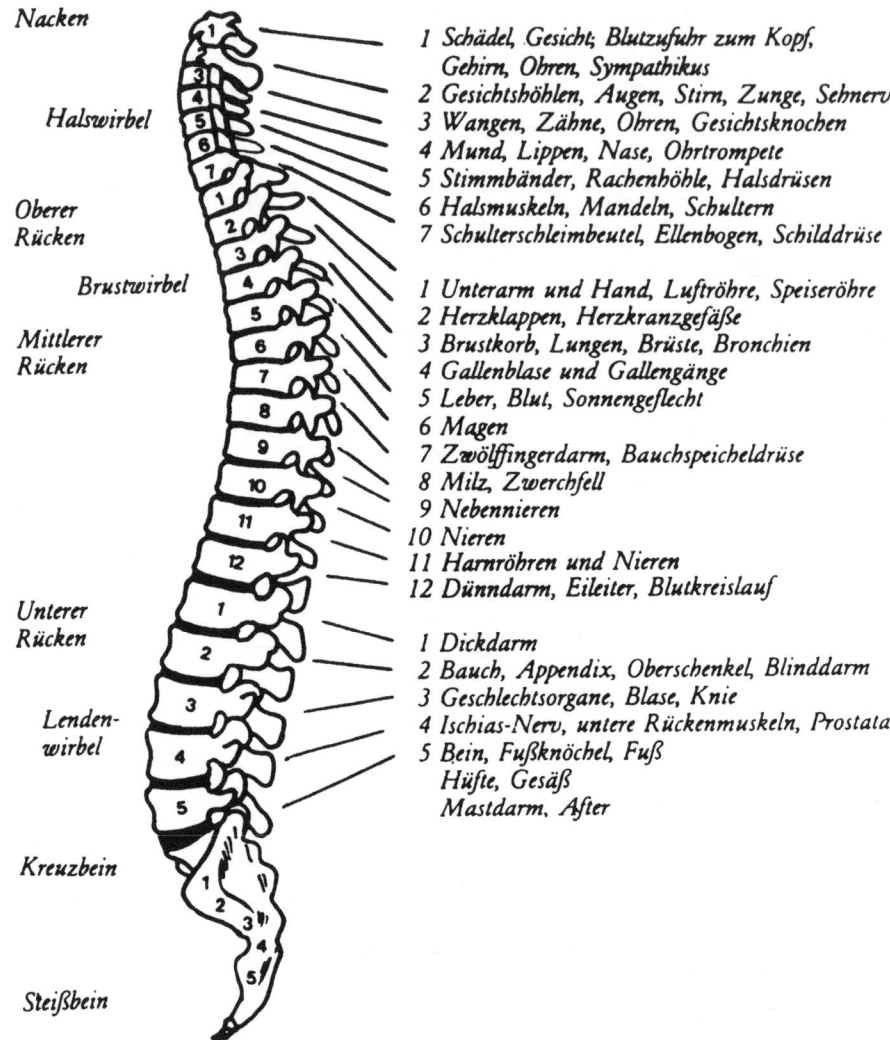

Nacken	
Halswirbel	1 Schädel, Gesicht, Blutzufuhr zum Kopf, Gehirn, Ohren, Sympathikus
	2 Gesichtshöhlen, Augen, Stirn, Zunge, Sehnerv
	3 Wangen, Zähne, Ohren, Gesichtsknochen
	4 Mund, Lippen, Nase, Ohrtrompete
	5 Stimmbänder, Rachenhöhle, Halsdrüsen
Oberer Rücken	6 Halsmuskeln, Mandeln, Schultern
	7 Schulterschleimbeutel, Ellenbogen, Schilddrüse
Brustwirbel	1 Unterarm und Hand, Luftröhre, Speiseröhre
	2 Herzklappen, Herzkranzgefäße
Mittlerer Rücken	3 Brustkorb, Lungen, Brüste, Bronchien
	4 Gallenblase und Gallengänge
	5 Leber, Blut, Sonnengeflecht
	6 Magen
	7 Zwölffingerdarm, Bauchspeicheldrüse
	8 Milz, Zwerchfell
	9 Nebennieren
	10 Nieren
	11 Harnröhren und Nieren
	12 Dünndarm, Eileiter, Blutkreislauf
Unterer Rücken	
	1 Dickdarm
	2 Bauch, Appendix, Oberschenkel, Blinddarm
Lendenwirbel	3 Geschlechtsorgane, Blase, Knie
	4 Ischias-Nerv, untere Rückenmuskeln, Prostata
	5 Bein, Fußknöchel, Fuß
Kreuzbein	Hüfte, Gesäß
	Mastdarm, After
Steißbein	

Einen engen Zusammenhang zwischen den einzelnen Segmenten der Wirbelsäule und bestimmten Geweben, Drüsen und Organen kennt auch die mehrere tausend Jahre alte chinesische Akupunkturlehre (Abbildung: J.v.Cerney, Akupunktur ohne Nadeln, Freiburg 1984).

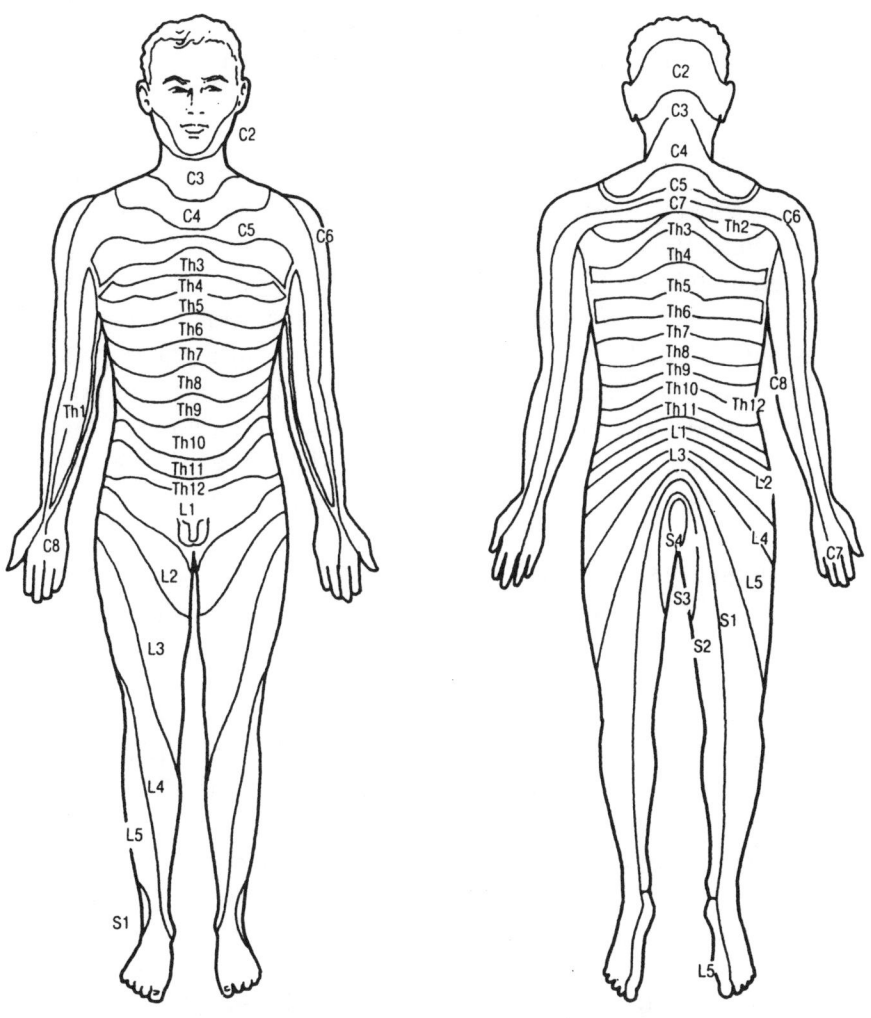

In der Segmenttherapie ordnet man bestimmte Körpersegmente (Headsche Zonen) den Rückenmarksabschnitten zu, von denen sie nerval versorgt werden. Dabei bilden die Haut, die Segmentgewebe und die inneren Organe, die den gleichen Rückenmarksabschnitten zuzuordnen sind, eine funktionale Einheit. Jeder Teil beeinflusst auf reflektorischem Wege den anderen. Die Honigmassage regt die Körpersegmente des Rückens und damit die Funktion der ihnen zugeordneten Organe an. (Abbildung: Rudolf Stühmer, Naturheilkunde. Der andere Weg zur Gesundheit. Herrsching1984).

Die Honigmassage und andere Naturheilmethoden im Vergleich

Unterschiedliche Naturheilverfahren lassen sich schwer miteinander vergleichen. Sie alle haben ihren eigenen Charakter, ihre ganz persönliche Wirkungsweise. Aber es gibt unter ihnen eine Gruppe, deren heilende Wirkung auf einer Anregung der Haut beruht. Es handelt sich um Reiztherapien im weitesten Sinne. Zu ihnen gehören alle Methoden, bei denen Heilung durch Einwirkung auf die Haut erfolgt: **Touch for Health** wäre hier zu nennen, **Reiki** – Methoden, die ebenso wie die **Akupunktur** heute immer stärker selbst in den Krankenhäusern der Schulmedizin ihren Einzug halten und dort mit beachtlichem Erfolg angewandt werden.

Die **Baunscheidt-Methode** gehört ebenfalls hierher. Bei ihr regt ein kleines Gerät mit Hilfe vieler winziger „Nadelstiche" die Hautreaktion und mit ihr die Reaktion der Körperorgane an.

Zu den sogenannten Reiztherapien zählen auch die **Wasseranwendungen des Pfarrers Sebastian Kneipp** (1821-1897) aus Wörishofen und die **Moxibustionsmethode** der Traditionellen Chinesischen Medizin (TCM). Bei ihr stimuliert man bestimmte Akupunkturpunkte auf der Haut mit Hilfe erhitzter Kräuter.

Die **Honigmassage** gleicht allen diesen Heilverfahren in ihrer Wirkungsweise ein wenig. Aber bei ihr kommt eben noch weit mehr hinzu: Die Vorteile der Hautanregung durch Berühren (Touch for Health, Reiki), das Lösen von Verspannungen (Reich, Lowen, Rolfing), die gezielte Hautreizung (Akupunktur, Akupressur, Moxibustion, Baunscheidt, Kneipp) – alle diese unterschiedlichen Wirkungsmechanismen treffen hier zusammen mit den vielfältig heilenden Eigenschaften des Honigs. Er gelangt bei der Honigmassage direkt auf dem Weg über die Haut in den Organismus. Die Honigmassage ist daher ein ganzheitliches Naturheilverfahren, bei dem mehrere unterschiedliche Heilweisen zusammenwirken. Sie verstärken sich in ihrer Wirkung gegenseitig, ohne daß Verluste an Wirkstoffen eintreten. Beim Einnehmen von Honig lassen sich solche Verluste dagegen kaum vermeiden, weil die Magensäure etliche Wirkstoffe angreift.

Wie die Behandelten die Honigmassage empfinden

Direkt im Anschluß an eine Honigmassage habe ich viele Behandelte nach ihrem Befinden gefragt. Sie antworteten mit sehr unterschiedlichen Worten. Und doch scheinen die meisten von ihnen die Honigmassage auf ähnliche Weise erlebt zu haben.

*Äußerungen von Behandelten,
wie sie die Honigmassage erlebt
und empfunden haben*

Viele berichten, sie fühlten sich entspannt, leicht müde, aber doch geistig hellwach, ruhig und ausgeruht, erfrischt, belebt. „Da kommt Leben hinein", sagten mir einige. Andere wieder sprachen von einem „belebten Gefühl", von einem angenehmen „Prickeln auf der Haut" oder von einem Gefühl „wie ein leichter Sonnenbrand". Viele sprachen aber auch von Schmerzen, vor allem während ihrer ersten Behandlung an bestimmten persönlichen Problemzonen „besonders an den Seiten", „der rechten Schulter", „in der Gegend der Lendenwirbel". Einige der Behandelten berichten, am Tag nach der Behandlung hätten sie „ein Gefühl wie Muskelkater" in ihrem Rücken gespürt. Eine Frau erzählt, einige Stunden nach der Honigmassage „gab es einen Stich" durch ihre Schulter. Danach seien ihre seit Monaten bestehenden Schmerzen in der Schulter wie aufgelöst gewesen. Sie kehrten auch nicht wieder zurück.

Erstaunen über die Menge der entstandenen Abfallprodukte

In fast allen Berichten der Behandelten klingt immer wieder Erstaunen über die während der Honigmassage reichlich entstehende, „wie Kaugummi aussehende" zähe Masse an. Die Behandelten werten sie als eindrucksvollen Hinweis auf das hohe Maß an Entgiftung des Körpers.

Heilungsberichte

Heilungsbeispiel:

Folgen einer Amalgamvergiftung

Jürgen Anselm[3], 27 Jahre alt, litt seit mehr als zehn Jahren unter einem unerklärlichen Kräfteverfall. Er gab seinen Beruf als Kraftfahrer auf und zog sich von allen privaten Aktivitäten im Laufe der Jahre immer stärker zurück. Auch die Beziehung zu seiner langjährigen Freundin gab er auf, weil ihm „das alles zu anstrengend wurde".

Nachts schlief er immer schlechter und fühlte sich am Tag „wie gerädert", hatte oft Kopfschmerzen und in seinem Mund bildete sich ein Zahnfleischgeschwür.

Die Zahnfleischbehandlungen durch seinen Zahnarzt blieben ohne jeden Erfolg.

Jürgen suchte andere Ärzte auf, die ihn von Kopf bis Fuß untersuchten, aber zu keinem klaren Ergebnis kamen. Auf Empfehlung eines Arztes begann er mit einer psychotherapeutischen Behandlung. Doch sie blieb ohne Erfolg.

Sein Heilpraktiker stellte schließlich fest, daß er unter einer Quecksilbervergiftung auf Grund seiner Amalgam-Zahnfüllungen litt. Gegen den Widerstand seines Zahnarztes ließ er sich alle

---

3 Alle Namen in den Heilungsbeispielen sind aus Gründen des Persönlichkeitsschutzes verändert.

Amalgamfüllungen entfernen und auf eigene Kosten durch Goldfüllungen ersetzen. Doch an seinem Befinden änderte sich kaum etwas.

Schließlich begann er mit zweiwöchigen Fastenkuren. Er trank regelmäßig Kombucha und Kräutertees, um die Entgiftung seines Körpers zu fördern. Seine Ernährung stellte er völlig auf Frischkost um und ging jede Woche einmal zur Honigmassage.

Inzwischen sind etwa acht Monate vergangen. Sein Befinden hat sich deutlich gebessert. Jürgen Anselm fühlt sich jetzt weit kräftiger. Er unternimmt inzwischen einstündige Spaziergänge und Radfahrten. Nachts schläft er wieder besser. Das Zahngeschwür ist abgeklungen. Er sieht sein Leben jetzt weit positiver und hat neue Hoffnung gewonnen, völlig gesund werden zu können.

Heilungsbeispiel:

Kräfteverfall, Depressionen, Schlafstörungen

Heike Jansen, 53 Jahre, ist von Beruf Lehrerin. Sie hat zwei Kinder, die inzwischen erwachsen sind und nicht mehr im Hause der Eltern wohnen. Ihren Beruf übte Frau Jansen immer gern aus, auch wenn sie sich manchmal durch die Mehrfachbelastung in Beruf, Haushalt und als Mutter bis an die Grenzen ihrer Kraft gefordert fühlte. Jetzt, wo sie nicht mehr für die Kinder zu sorgen hat, könnte sie eigentlich damit anfangen, etwas kürzer zu treten und streßfreier zu leben. Doch genau zu diesem Zeitpunkt beginnen ihre Kräfte stark nachzulassen. Nur mit großer Mühe schafft sie noch ihre berufliche Arbeit. Wenn sie aus der Schule nach Hause kommt, ist sie vollkommen erschöpft. Die Arbeit im Haushalt bleibt liegen, obwohl Heike ihr ganzes Leben lang hohe Ansprüche an sich selbst stellte und auf Grund ihres ausgeprägten Pflichtbewußtseins auch viel Arbeit bewältigen konnte.

Doch jetzt sitzt sie oft tatenlos herum und kann sich kaum zu irgendeinem Entschluß aufraffen. Manchmal weint sie, obwohl sie eigentlich keinen Grund für ihre Traurigkeit weiß. Meist ist sie selbst zum Weinen zu erschöpft. Die Welt erscheint ihr als durch und durch grau. Ihr Mann kümmert sich fürsorglich um sie. Sie leben in einem eigenen Haus ohne alle materielle Sorgen. Trotzdem sieht sie nirgends mehr Freude in ihrem Leben und hätte nichts dagegen, wenn ihr Leben bald beendet wäre. An Selbstmord denkt sie öfters. Doch ihre christliche Grundhaltung verbietet ihr, solchen Gedanken Taten folgen zu lassen.

Den Weg durch die Arztpraxen hat sie hinter sich gebracht. Die Fachärzte untersuchten sie nach allen Richtungen hin, ohne jedoch auf wesentliche organische Krankheitsbefunde zu stoßen. Man sprach von nervöser Erschöpfung, die durch das Klimakterium verstärkt oder ausgelöst sein könnte. Die Ärzte verordneten ihr Psychopharmaka und Antidepressiva, die sie über Jahre hinweg einnahm. Eine Schlafkur folgte. Aber im Grunde ging es ihr immer schlechter. Sie begann mit einer Psychotherapie, hörte damit aber nach eineinhalb Jahren wieder auf, weil sie das Gefühl hatte, das Ganze bringe ihr nichts. Da Frau Jansen immer häufiger auch unter Kopfschmerzen litt, nahm sie inzwischen sehr oft die unterschiedlichsten Kopfschmerzmittel ein. Sie befürchtete, von diesen Mitteln abhängig zu werden.

Während einer Kur leiteten die Ärzte zunächst einmal eine grundlegende Entgiftung des ganzen Körpers ein. Frau Jansen erhielt keinerlei Medikamente mehr. Sie fastete, bekam viel Tee zu trinken, der die Giftstoffe ausleiten sollte. Sie wanderte viel und setzte sich gezielt dosiert der Sonne aus. Alle diese Maßnahmen führten bald schon zu deutlichen Fortschritten: Heike Jansen schläft inzwischen nachts deutlich besser. Die Bewegung an frischer Luft und die Sonneneinstrahlung hellen ihre Stimmung auf. Sie fühlt sich wieder kräftiger. Zu Hause stellte sie ihre Ernährung auf Frischkost um. Zunächst schien sie noch einmal einen Rückfall zu erleiden, als sie verstärkt wieder beruflichem Streß ausgesetzt war. Aber sie geht jetzt wöchentlich einmal zur Honigmassage zu einer Heilpraktikerin, die ihr zugleich noch weitere entgiftende Maßnahmen vorschlug, unter anderem das Kombuchatrinken.

Gut ein halbes Jahr später scheint Frau Jansen über den Berg zu sein. Sie selbst fühlt sich jetzt „krisenfest", will aber auf dem angefangenen Weg weiter gehen, weil sie spürt, welche gesundheitlichen Fortschritte er für sie bringt.

Während des dunklen Winterhalbjahrs setzt sie sich zusätzlich gezielten Lichtbehandlungen aus. Vereinzelt zeigen sich bei ihr noch leichtere depressive Verstimmungen. Aber im Gegensatz zu früher treten sie weit seltener und in schwächerer Form auf. Frau Jansen fühlt sich voll arbeitsfähig. Und in ihr Leben ist wieder mehr Freude zurückgekehrt.

Heilungsbeispiel:

monatelange Wundeiterungen nach Kaiserschnitt

Frau Almut Kurth, 30 Jahre alt, technische Zeichnerin, bekam ihr erstes Kind mit 29 Jahren. Während der Geburt traten Komplikationen auf. Deshalb erfolgte eine Kaiserschnitt-Operation. Danach erholte sich Frau Kurth nur sehr zögernd. Die Operationswunde wollte nicht heilen. Frau Kurth bekam Fieber. Die Ärzte mußten die Wunde noch einmal öffnen. Dennoch dauerten die Eiterungen noch monatelang nach der Operation an.

Ungefähr acht Monate später begann Frau Kurth auf Empfehlung ihrer Heilpraktikerin einmal pro Woche mit der Honigmassage. Gleichzeitig stellte sie ihre Ernährung auf Frischkost um. Sie trank regelmäßig drei Gläser Kombucha pro Tag. Außerdem erhielt sie das Dr. Schüßler-Salz Silicea (Nr. 11) in D 12 zur Anregung der Wundheilung.

Schon nach wenigen Wochen fühlte sich Frau Kurth deutlich frischer. Sie ermüdete nicht mehr nach jeder geringfügigen Tätigkeit in ihrem Haushalt oder bei der Pflege ihres Babys. Die neun Monate nach der Operation noch immer eiternde Wunde begann sich langsam zu schließen und heilte endgültig zu.

> *Die Dr. Schüßler-Mineraltherapie –*
> *Wie funktioniert diese erfolgreiche Naturheilmethode?*
>
> *Bei den Dr. Schüßler-Mineralen handelt es sich um biochemische Mittel. In der Naturheilpraxis und bei der Selbstanwendung in homöopathischer Dosierung wendet man sie mit großem Erfolg bei den unterschiedlichsten Erkrankungen an. Die Dr. Schüßler-Mineraltherapie greift tief in das körperliche Geschehen ein. Aber zugleich fördert sie eine Veränderung des Bewußtseins. Auf der feinstofflichen Ebene wirkt sie auf Psyche und Geist. Sie löst Starren und Blockaden auf und bewirkt so Heilung von innen her.*
>
> *Literaturtip: Eine genauere Darstellung dieser verhältnismäßig einfach anzuwendenden Naturheilmethode finden Sie in dem Buch: Dr. Günter Harnisch, Die Dr. Schüßler-Mineraltherapie – Selbstheilung und Lebenskraft, 3. Auflage, Turm-Verlag, Bietigheim 1996*

Heilungsbeispiel:

Kopfschmerzen, Muskelverspannungen im Nacken- und Schulterbereich

Frau Alexa Dietrich, 45 Jahre, Hausfrau, litt seit vielen Jahren regelmäßig unter Kopfschmerzen. Die Ärzte hatten sie gründlich untersucht, aber keine organischen Veränderungen an der Halswirbelsäule und auch keine anderen Ursachen finden können. Ihre Kopfschmerzen seien nervös bedingt, sagten sie. Da Frau Dietrich selbst das Gefühl hatte, ihr Nacken sei ständig verspannt, ließ sie sich massieren. Ihr Masseur stellte eine starke Verhärtung der

Rückenmuskulatur im oberen Bereich fest. Da verhärtete Muskeln besonders viel Schlackenstoffe speichern, empfahl der Masseur, die Honigmassage anzuwenden. Seit fünf Monaten geht Frau Dietrich regelmäßig zur Honigmassage, anfangs wöchentlich, inzwischen nur noch zweimal im Monat. Inzwischen hat sie keine Kopfschmerzen mehr.

Heilungsbeispiel:

Chronisches Erschöpfungssyndrom (CFS)

Friedhelm Überreuter, 58 Jahre, war früher selbständiger Handwerksmeister. Als mehrere seiner Kunden ihre Rechnungen nicht bezahlten, geriet er in Zahlungsschwierigkeiten und mußte seinen Betrieb aufgeben. Er fand eine Stelle in der Industrie, litt aber unter der Abhängigkeit von Vorgesetzten und empfand seine neue Tätigkeit als sozialen Rückschritt. Zu Hause gestaltete sich das Zusammenleben mit seiner Frau immer schwieriger. Auf Grund seiner beruflichen Unzufriedenheit stritt er sich fast ständig mit ihr. Schließlich trennte sich seine Frau von ihm.

Herr Überreuter lebte allein. Er ernährte sich nur noch von Fertiggerichten. Obwohl er kochen konnte, hatte er abends nach der Rückkehr von seiner Arbeit keine Lust mehr, „sich auch noch vor den Kochtopf zu stellen".

Er ging kaum noch aus dem Haus und traf sich auch an den Wochenenden nicht mehr mit seinen Freunden, weil er sich zu müde fühlte und einfach keine Energie mehr hatte, irgend etwas zu unternehmen. Er schlief sehr viel. Doch die Müdigkeit lastete wie Blei in seinen Gliedern, selbst wenn er zehn Stunden oder noch mehr geschlafen hatte.

Die Ärzte untersuchten ihn auf Blutarmut (Anämie), Schilddrüsenstörungen, Krebs, Leukämie und alle möglichen anderen Krankheiten. Aber sie fanden nichts. Sie erklärten ihm, er leide an einer verdeckten Depression, und verordneten ihm Antidepressiva. Doch von diesen Medikamenten nahm seine ständige Müdigkeit nur noch mehr zu. Am Ende rieten die Ärzte ihm zu einer psychiatrischen Behandlung; doch die lehnte er ab.

Seine Heilpraktikerin erarbeitete zunächst einmal mit ihm zusammen einen Ernährungsplan. Herr Überreuter begann daraufhin, seine Ernährung auf Frischkost umzustellen. Er bereitete sich seine Mahlzeiten jetzt selbst zu und kaufte regelmäßig die Zutaten selbst ein, vor allem Obst und frisches Gemüse.

Außerdem nahm er täglich einen gehäuften Teelöffel mit reinem Ginsengextrakt ein und ging wöchentlich einmal zur Honigmassage.

Das Wichtigste über die Ginsengwurzel und ihre heilende Wirkung

Ginseng ist ein rein pflanzlicher Wirkstoff. Die chinesische Medizin setzt ihn seit Jahrtausenden mit großem Erfolg als Mittel bei einer Vielzahl von Krankheiten ein, vor allem aber zum Wiederherstellen geschwächter Lebensenergie.

Inzwischen gibt es mehr als 1000 wissenschaftliche Untersuchungen aus dem Osten, doch auch aus den USA und den europäischen Ländern, welche die Heilkraft der Ginsengwurzel bei allen möglichen Erkrankungen bestätigen. Schwerpunkte der Ginsenganwendung liegen bei allen altersbedingten Leiden, Arterienverkalkung, Schlaf- und Gedächtnisstörungen, Herz- und Kreislauferkrankungen, bei zu hohem, ebenso aber auch bei zu niedrigem Blutdruck, Nervosität, Diabetes, hormonellen Störungen, Beschwerden in den Wechseljahren, Lebererkrankungen, Unfruchtbarkeit, Potenzstörungen, Blutarmut, dem sogenannten Chronischen Müdigkeitssyndrom (CFS), zu hohen Blutfettwerten, Erschöpfung und chronischen Erkältungskrankheiten. Selbst bei Krebs, Aids und Multipler Sklerose läßt sich die Ginsengwurzel mit hervorragendem Erfolg unterstützend einsetzen. Sie bringt die körpereigene Abwehr in Topform.

> *Literaturtip: Dr. Günter Harnisch, Ginseng, Heilkraft aus der Wunderwurzel des Ostens – Wie Sie Ihre Lebensenergie steigern und bis ins hohe Alter gesund bleiben, Turm-Verlag, Bietigheim 1998*

Schon nach einigen Wochen besserte sich sein Zustand deutlich. Herr Überreuter gewann wieder Interesse an seinem Leben. Das Kochen bereitete ihm viel Freude. Er lud jetzt öfters Freunde und Kollegen ein, um mit ihnen zusammen zu essen und gemeinsam Kochrezepte auszuprobieren. Seine Müdigkeit und sein ungewöhnlich hohes Schlafbedürfnis ließen nach. Er fühlte sich frischer, unternehmungslustiger, trat in einen Kegelklub ein und gewann wieder Freude an seinem Leben.

Heilungsbeispiel:

rheumatische Beschwerden in den Kniegelenken

Heinrich Ostendorf, 67 Jahre alt, ist Rentner. Als Forstarbeiter hatte er jahrzehntelang bei kalter und feuchter Witterung draußen im Freien zu arbeiten. Er leidet seit langem unter Schmerzen in den Knien. Die Ärzte behandelten ihn mit allen möglichen Mitteln gegen Rheuma. Sie verordneten ihm Fango- und Moorpackungen. Doch nichts half.

Seit einem halben Jahr massiert sich der Patient regelmäßig einmal pro Woche seine Knie selbst mit Honig. Seither bessert sich sein Leiden deutlich. Er kann wieder ohne Beschwerden laufen und hat auch im Ruhezustand weit weniger Schmerzen. Herr Ostendorf selbst geht davon aus, daß er noch mehr Besserung oder sogar eine völlige Heilung von seinem Leiden erreichen kann, wenn er die Honigmassage konsequent weiter anwendet. Und dazu ist er fest entschlossen.

Heilungsbeispiel:
Arthrose im Bereich der Lendenwirbelsäule

Hermann Gruber, 60 Jahre alt, Beamter, leidet seit vielen Jahren unter Rückenschmerzen. Die Röntgenaufnahmen und eine Computertomographie haben ergeben, daß an mehreren Wirbeln im Bereich der Lendenwirbelsäule bei ihm arthrotische Veränderungen bestehen. In mehreren Kuren behandelte man ihn mit Wärme, Fango- und Moorpackungen. Manchmal brachten ihm diese Behandlungen für einige Zeit Linderung seiner Beschwerden. Doch dann kehrten die Schmerzen immer wieder zurück. Sein Hausarzt sagte ihm, das sei Verschleiß. Damit müsse er leben.

Seit acht Monaten massiert ihm seine Frau regelmäßig einmal pro Woche den Rücken mit der Honigmassage. Die Eheleute Gruber haben zusammen einen Kurs besucht, um die Honigmassage zu erlernen. Inzwischen hat Herr Gruber kaum noch Rückenprobleme. Er massiert seiner Frau regelmäßig den Rücken, obwohl sie sich eigentlich nicht direkt krank fühlte. Aber durch die Honigmassagen ist sie „fit wie ein Turnschuh", sagt Herr Gruber. Und seine Frau stimmt ihm lachend zu.

Stichwortverzeichnis

Abgeschlagenheit 31
Ablagerungen in den Gelenken 37
Abmagerung 52
Abnehmen 31
Abwehr, körpereigene 23, 26, 28, 76
Aids 76
Akupunktur 68
Alkoholismus 53
Allergien 19, 23, 24, 26, 28
Alter 11, 18, 19
altersbedingte Leiden 11, 33, 76
Amalgamfüllungen 25, 33, 70
Amalgamvergiftung 70
Anämie 25, 53, 75
Angst 35
Anorexie 52
Antibiotika 16, 28
antibiotische Wirkstoffe 51
Antidepressiva 72, 75
Appetitlosigkeit 52
Arbeitskreis: gesund leben 12, 30, 33
Arterienverkalkung 29, 76
Arthrose 18, 32, 78
Asthma 27
Augeninnendruck, zu hoher (Glaukom) 34
Ausfluß 19, 25, 27, 32
Ausscheidungen 18, 44, 45, 46
Ausscheidungsorgane 18
Autoimmunerkrankungen 23

Bänder 27
Bandscheibenleiden 18, 60
Bauchspeicheldrüse 33

Baunscheidt-Methode 68
Behandlungsdauer 37
Behandlungsplatz 39
Behandlungsraum 59
Beschwerden in den Wechseljahren 76
biochemische Mittel 74
bioenergetische Übungen 62
Blockaden 62, 74
Blutarmut 50, 53, 75
Blutdruck 29
Blutfettwerte 76
Blutkreislauf 27
Blutungen 34
Bronchialleiden 53

Calcium 50, 51
CFS, Chronisches Müdigkeitssyndrom 23, 32, 75, 76
Cholesteringehalt im Blut 29
Chronisches Erschöpfungssyndrom 75

Darmerkrankungen 27
Darminfektionen 53
Darmreinigung 31
Depressionen 19, 23, 25, 32, 35, 53, 71, 75
Dermatosen 53
Diabetes 53
Dr. Schüßler-Mineraltherapie 74
Durchfall 27, 28, 35
Durchfallneigung 27

Eiterpickel (Akne) 27
Eiterungen 73
entgiftende Maßnahmen 72
Entzündungen 27, 53
Erkältungskrankheiten 29, 76
Erschöpfung 18, 19, 20, 72
Erstverschlimmerungen 35

Fastenkur	29, 30, 31
Fibromyalgiesyndrom	27
Fieber	50, 73
Fingerabrolltechnik	45
Frauenleiden	18
Frühgeborene	57
Gedächtnis	17
Gedächtnisstörungen	76
Gelenkerkrankungen	18, 37
Gelenkkapseln	27
Genitalbereich	23
Geschwüre	34, 53, 70
Ginseng	12, 15, 76, 77
Gurgeln	54
Gurke	36
Halswirbelsäule	74
harnförderndes Mittel	49
Harnwegsinfektionen	27
Hautausschläge (Ekzeme)	27, 34
Hautjucken	35
Hautkrankheiten	53
Hautrötungen	35
Hautüberreizungen	45
Herz- und Kreislauferkrankungen	76
Herzbeschwerden	19, 32, 35, 64
Herz-Kreislauf-Probleme	19, 24, 32
Herzschrittmacher	16
Heuschnupfen	27
Hippokrates	49, 50
Homöopathie	35
Honigallergie	34
hormonelle Störungen	76
Hormonsystem	56
Husten	50, 53

Immunsystem 24, 58
Impfschäden 35
Infektionskrankheiten 34
Institut für Volksmedizin 17
Interferon 29

Kaiserschnitt 73
Kalium 51
Kinderlähmung 23
Kirlianaufnahme 15
Kneipp, Sebastian 68
Knochen 18, 27
Knorpelschwellungen 27
Kombucha 12, 16, 29, 31, 72, 73
Kompressen 54
Kopfschmerzen 19, 25, 32, 35, 53, 70
Kräfteverfall 70, 71
Krämpfe 53
Krankheiten, chronische 11, 18, 19, 23, 25, 29, 32, 35, 64,
Kräutertee 29, 71
Krebs (Tumor) 19, 24, 28, 29, 34, 75, 76

Leber 23
Lebererkrankungen 29, 33, 53
Leistungsfähigkeit 33
Leukämie 75
Lichtbehandlungen 73
Lungenentzündung 18
Lymphe 17
Lymphsystem 28

Magen- oder Zwölffingerdarmgeschwüre 53
Magen- und Darmstörungen 19, 25, 27, 29, 32, 53
Magenbluten 34
Magengeschwüre 34
Magensäure 69

Magerkeitszustände 52
Magnesium 51
Maltose 51
Malzzucker 51
Mangan 51
Mangelzustände 52
Massagetechnik 17, 44
Massagetisch 38
Medikamentengifte 11, 18, 28, 35
Methode des Massierens 17
Milz 23
Moorpackungen 77, 78
Moxibustionsmethode 68
Müdigkeit 31, 35, 75, 77
Müdigkeitserscheinungen, chronische 19, 25
Multiple Sklerose 76
Mundspülungen 54
Muskelkater 35, 69
Muskelschmerzen 27
Muskelverspannungen 17, 61, 62

Nasennebenhöhlen 27
Nasentropfen 28
Natrium 51
Nebenhöhlenerkrankungen 19, 25 32
Nervensystem, vegetatives 56
Neurodermitis 27
Nieren 18, 27, 29, 58
Nierenschwäche 29, 33

Oberbauchbeschwerden 64
Ölziehkur 12, 16
Östrogen 51

Phosphor 51
Pickel 27, 35

Pilzerkrankungen 19, 23, 25, 32
Potenzstörungen 33
Problemzonen 18, 45, 46, 48
psychische Verstimmungen 35
psychoenergetische Entwicklung 17
Psychopharmaka 72
Psychotherapie 70, 72
Pumpmassage 47
Pumptechnik 44

Quecksilbervergiftung 70

Reaktionen 24, 35, 63
Reaktionsstarre 28
Reflexzonen 19, 63, 64
Regelstörungen 19, 25, 32
Rheuma 18, 19, 24, 27, 28, 29, 32, 77
Rippenfellentzündung 18
Rückenschmerzen 60, 64, 78

Scheide 28
Schilddrüsenstörungen 75
Schlafkur 72
Schlafstörungen 19, 25, 32, 53, 71
Schlaganfall 34
Schleimbeutelentzündungen 27
Schnupfen 19, 25, 27, 32, 35
Schüßler-Salze 12, 73
Schwächezustände 11, 33, 52
Schwangerschaft 48
Schwefel 51
Schwindelgefühle 35
Schwitzen 27, 35
Sehnen 27, 64
Sehnenscheidenentzündungen 27
Sonnenbrand 69

85

Störungen, nervöse 18, 19, 25, 32, 53
Streßhormone 20

Thrombose 34
Touch for Health 68
Trinkmenge, tägliche 29
Tuberkulose 23

Überempfindlichkeit 64
Überreizungserscheinungen 28
Unfruchtbarkeit 33
Unruhezustände 18, 19, 20

Verbrennungen 54
Verdauungsstörungen 52
Vergiftungserscheinungen 24, 53
Verkrampftsein 58
Verspannungen 18, 19, 59, 61, 62, 64, 68
Verstopfung 52
Vitalität 33
Vitamine 51

Wärmeverlust 20
Wechseljahre 76
Winterdepression 23
Wirbelsäule 18, 34, 74, 78
Wundeiterungen 73
Wunden 34, 53, 54

Zähne 52
Zahngeschwür 71
Zinn 25

Anschriften, Informationen

Wenn Sie an näheren Informationen über die Honigmassage interessiert sind, können Sie sich an folgende Adresse wenden:

Arbeitskreis: gesund leben
Dr. Günter Harnisch
Einener Dorfbauerschaft 18
D-48231 Warendorf

Bitte Rückporto beifügen!

Wir schicken Ihnen Adressen von Heilpraktikerinnen und Heilpraktikern, die mit der Honigmassage behandeln. Wir nennen Ihnen auch Möglichkeiten, wie Sie die Anwendung der Honigmassage in Kursen selbst lernen können.

Die Anschrift des Turm-Verlags:

**Verlagsgemeinschaft
Friedrich Zluhan oHG**
Hindenburgstraße 5
D-74321 Bietigheim-Bissingen
Telefon   0 71 42 – 94 08 43
Telefax   0 71 42 – 94 08 44

Die im Turm-Verlag erschienenen Bücher können Sie direkt beim Verlag oder aber über jede Buchhandlung bestellen.

Weitere Werke von Dr. Günter Harnisch

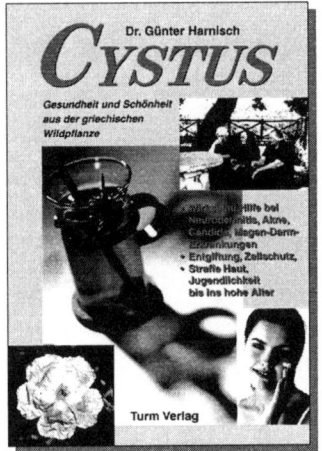

120 Seiten, kartoniert,
ISBN 3-7999-0265-1

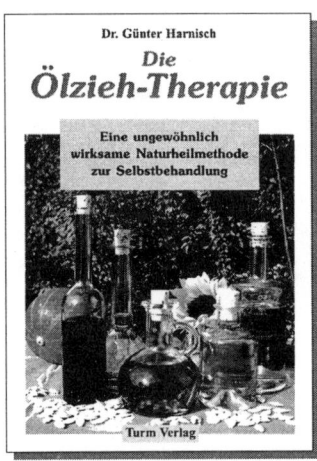

136 Seiten, kartoniert,
ISBN 3-7999-0261-9

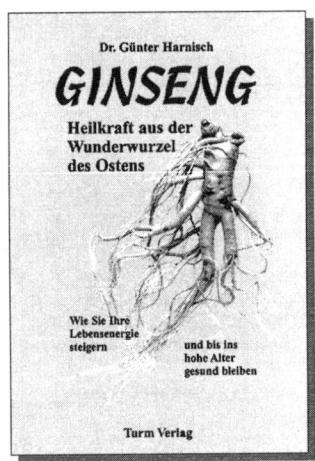

144 Seiten, kartoniert,
ISBN 3-7999-0253-8

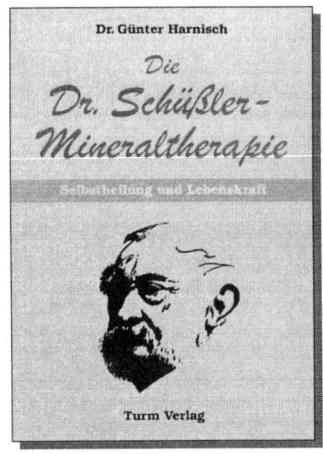

160 Seiten, kartoniert,
ISBN 3-7999-0240-6

Turm Verlag • Hindenburgstrasse 5 • D-74321 Bietigheim